名医支招 精准防治
骨质疏松

上海市医学会
上海市医学会骨质疏松专科分会

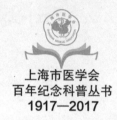

上海市医学会
百年纪念科普丛书
1917—2017

U0311237

上海科学技术出版社

图书在版编目(CIP)数据

名医支招·精准防治骨质疏松 / 上海市医学会,上海市医学会骨质疏松专科分会组编. 一上海:上海科学技术出版社,2017.10

(上海市医学会百年纪念科普丛书)

ISBN 978 - 7 - 5478 - 3672 - 9

Ⅰ.①名… Ⅱ.①上… ②上… Ⅲ.①骨质疏松—防治

Ⅳ.①R681

中国版本图书馆 CIP 数据核字(2017)第 190073 号

名医支招
精准防治骨质疏松

上海市医学会

上海市医学会骨质疏松专科分会　组编

上海世纪出版(集团)有限公司
上海 科 学 技 术 出 版 社 出版、发行

(上海钦州南路 71 号　邮政编码 200235　www. sstp. cn)

苏州望电印刷有限公司印刷

开本 720×1000　1/16　印张 10
字数:130 千字
2017 年 10 月第 1 版　2017 年 10 月第 1 次印刷
ISBN 978 - 7 - 5478 - 3672 - 9/R · 1419
定价:30.00 元

内容提要

　　全书分为三大部分。第一部分"读经典"，由上海骨质疏松症领域的权威专家们执笔，内容包括骨质疏松症的概念、防治原则、认识误区、研究进展等。读者可以从中全面地了解骨质疏松症这一"寂静杀手"，做好自己和家人的骨骼保障计划。

　　第二部分"问名医"，针对临床上患者关于骨质疏松症防治的种种疑问，包括检测指标、药物和疗程、相关疾病、复查和预测等，尤其对读者普遍关心的骨密度、钙剂补充、激素替代治疗等，一一解答。

　　第三部分"微辞典"，包括可供普通读者自测的骨质疏松症风险评估表、简易筛查表，以及富钙食物一览表、常用药物指南等。这些表格能帮助读者快速、方便地查阅相关资料，切实地做好骨质疏松防治。

　　本书内容既有改编自杂志、报纸、电视、广播等媒体的佳作，又有根据骨质疏松专科现状和大众需求撰写的最新作品。为能反映上海市医学会及骨质疏松专科分会的发展历程，反映当今时代的观念和进步，所有入选的已发表文章均经过编委会专家审核，并根据现况加以改编，以使读者在了解过往的同时获得对今天生活的实际指导。

本书编委会

主　编　章振林

副主编　赵东宝　张伟滨　张克勤　程　群

编　委　（按姓氏笔画排序）

于志峰	王洪复	王敏敏	史　晓	朱　敏
朱汉民	朱国英	刘　奕	刘兴党	刘建民
孙立昊	李　斌	李慧林	肖涟波	吴国亭
何海龙	邹世恩	汪　纯	宋利格	张　浩
张　巍	张兰玲	张光健	张秀珍	陈　琳
林伟龙	林寰东	岳　华	金　贤	庞小芬
郑骄阳	赵红燕	赵咏芳	郝永强	胡　予
施慧鹏	夏燕萍	顾文钦	高　伟	高建军
高艳虹	陶　坤	陶敏芳	黄　正	黄敏丽
黄琪仁	盛　辉	游　利	富灵杰	魏亦兵

总　序

　　上海市医学会成立于 1917 年 4 月 2 日,迄今已有 100 年的悠久历史。成立之初以"中华医学会上海支会"命名,1932 年改称"中华医学会上海分会",1991 年正式更名为"上海市医学会"并沿用至今。

　　百年风雨,世纪沧桑,从成立之初仅 13 人的医学社团组织,发展至今已拥有 288 家单位会员、22 000 余名个人会员,设有 92 个专科分会和 4 个工作委员会,成为社会信誉高、发展能力强、服务水平好、内部管理规范的现代科技社团,获评上海市社团局"5A 级社会组织"、上海市科协"五星级学会"。

　　穿越百年历史长河,上海市医学会始终凝聚着全市广大医学科技工作者,充分发挥人才荟萃、智力密集、信息畅通、科技创新的优势,在每一个特定的历史时期,在每一次突发的公共卫生事件应急救援中,均很好地体现了学会的引领带动作用。近年来,在"凝聚、开放、服务、创新"精神的指引下,学会不忘初心,与时俱进,取得了骄人的成绩。

　　2016 年,习近平总书记在"全国卫生与健康大会"上发表重要讲话,指出"没有全民健康就没有全面小康",强调把人民健康放在优先发展的战略地位。中共中央、国务院印发的《"健康中国 2030"规划纲要》明确了"共建共享、全民健康"是建设健康中国的战略主题,要求"普及健康生活、加强健康教育、提高全民健康素养",要推进全民健康生活方式行动,要建立健全健康促进与教育体系,提高健康教育服务能力,普及健康科学知识等。上海市医学会秉承健康科普教育的优良传统,认真践行社会责任,组织动员广大医学专家积极投身医学科普创作与宣传教育。

　　近年来,学会重点推出了"健康方向盘"系列科普活动、"架起彩虹桥"系列医教帮扶活动和"上海市青年医学科普能力大赛"三项科普品牌。通过科普讲座、咨询义诊、广播影视媒体宣传以及推送科普文章或出版科普读物等多形式、多渠道,把最前沿的医学知识转化成普通百姓需求的健康科普知识,社会反响良好。配合学会百年华诞纪念活动,期间重点推出了百场科普巡讲活动和百位名医科普咨询活动。上海市医学会以其卓有成效的科普宣教工作受到社会各界好评,荣获上海市科委颁发的"上海科普教育创新奖-科普贡献奖(组织)二等奖"、中华医学会"优秀医学科普单位"和"全国青年医学科普能力大赛优秀组织奖",成为上海市科协"推进公民科学素质"百家示范单位之一。

为纪念上海市医学会成立 100 周年,同时将《"健康中国 2030"规划纲要》精神进一步落到实处,我们集中上海医学界的学术领袖和科普精英编著出版这套科普丛书,为大众提供系统的医学科普知识以及权威的疾病防治指南,为"共建共享、全民健康"的健康中国建设添砖加瓦。在这套丛书里,读者既可以"读经典"——呈现《再造"中国手"》等丰碑之作,重温医学大家叱咤医坛的光辉岁月,也可以"问名医"——每本书约有 100 名当代名医答疑解惑,解决现实中的医疗、健康困扰。既可以通过《全科医生,你家的朋友》佳作,找到你的家庭医生,切实地感受国家医疗体制改革的努力给大众带来的健康保障;也可以领略《从"削足适履"到"量身定制"——医学 3D 打印技术》《手术治疗糖尿病的疗效如何》等医学前沿信息,感受现代医学科技进步带来的福音。

经典丰满的内容,来源于团结奋进、齐心协力的编写团队。这套丛书涉及上海市医学会所属的 50 余个专科分会,编委达 2 000 余名,参与编写者近 5 000人,堪称上海市医学会史上规模最大的一次集体科普创作。我相信,每一位参与科普丛书的编写者都将为在这场百年盛典中留下手迹,并将这些健康科普知识传播给社会大众而引以为荣。

在此,我谨代表上海市医学会,向所有积极参与学会科普丛书编著的专科分会编委会及学会工作人员,向关注并携手致力于医学科普事业发展的上海科学技术出版社表示衷心的感谢!

源梦百年、聚力同行,传承不朽、再铸辉煌。愿上海市医学会薪火不熄,祝万千家庭健康幸福!

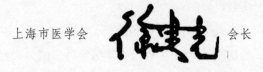

上海市医学会 　　　　　　　　会长

2017 年 5 月

前　言

"源梦百年,聚力同行"。在上海市医学会百年华诞之际,我们骨质疏松专科分会奉献上《名医支招·精准防治骨质疏松》这本科普读物,以表达我们全体委员的感谢与祝福。

二十年前,在朱汉民教授的倡导下,在上海市医学会的鼓励和推动下,上海市医学会骨质疏松学会正式成立(2000 年更名为骨质疏松专科分会)。作为一个年轻的多学科联合的学术团体,骨质疏松专科分会在医学会大家庭的支持和呵护下不断发展壮大,无论是临床诊治还是基础研究领域,已经成为全国领头羊,在世界骨质疏松和骨矿盐疾病领域也占有一席之地。

原发性骨质疏松是好发于绝经后妇女和老年男性的复杂疾病,以骨密度下降、骨骼微细结构破坏、骨骼脆性增加、容易发生骨折为特征,是导致老年人死亡和致残的主要疾病。

中国是个未富先老的国家,老年人口以每年 5.2% 的速度增加。保守地估计,目前每年用于治疗中老年患者大腿骨折的费用已经高达 104 亿人民币,到 2020 年将超过 217 亿,2050 年超过 800 亿。显然,骨质疏松及骨折不仅给患者带来严重的健康问题,而且给社会和个人均造成巨大的经济负担。

因此,如何有效和科学防治骨质疏松是当前老龄社会亟待解决的公共健康问题。令人忧虑的是,无论是专业医护人员还是普通大众,对于骨质疏松的危害、预防和规范诊治了解甚少。因此,希望通过本书及相关活动大力宣传普及有关骨质疏松防治的科普知识,让普通老百姓得到正确的、通俗易懂的防病治病知识,真正做到关口前移治未病,切实降低骨质疏松和骨质疏松性骨折的发生率。

衷心感谢骨质疏松专科分会的全体委员及撰写本书的各位专家,因为有了这些活跃于骨质疏松科、内分泌科、老年科、风湿免疫科、骨科、妇产科、中医科、核医学科等多个专业的资深专家,才有了这样一本集各家之长进行骨质疏松防治宣传的书籍。

　　希望每一位读者能够从本书中学会强健骨骼的健康知识,找到关于骨质疏松困扰的答案。

　　爱护骨骼,才能保障美好的未来!

上海交通大学附属第六人民医院主任医师

上海市医学会骨质疏松专科分会主任委员

章振林

2017 年 5 月

目 录

CHAPTER TWO
问名医

2

CHAPTER THREE
微辞典

3

CHAPTER ONE

1

读经典

老|人|篇|

一、你了解自己的骨骼吗

骨组织的 1/3 由有机基质组成,主要为胶原蛋白;2/3 由无机质组成,主要为钙和磷。胶原蛋白成为一束束紧密排列的纤维,中间有空隙,就如同"钢筋",而人体中 99％的钙和磷结合成羟磷灰石小沉积结晶,如同"混凝土"附在"钢筋"上,使骨骼成为人体最坚硬而又有弹性的组织。强健的骨骼是健康生活所必需,因为:①坚硬的骨组织支撑着人体,维持着挺拔的体形;②骨与关节是运动系统的主要组成部分,保证了人体活动灵活有力;③骨又是人体最大的钙储存库,是体内钙磷代谢调节的重要器官。

坚硬的骨骼是有生命的。骨骼通过成骨细胞的新骨形成和破骨细胞的旧骨分解吸收,进行着新陈代谢。在不同的年龄阶段,由于新骨形成和旧骨分解的速度不同,骨量也不相同,因而骨的强度也不同。人体在儿童时期和青少年时期,新骨形成超过旧骨的分解吸收,骨量迅速增长。通常在 20～30 岁时骨量达到一生中最高值,称为峰值骨量,这时期的骨骼是最强壮的。30～40 岁时骨形成和骨分解达到平衡,骨量维持在这一最高水平。女性自 40 岁开始,绝经的前十年由于雌激素减少,有一个骨量快速丢失期。以后随年龄增加,骨量丢失减少。男性自 50 岁开始骨量减少。因此随着年龄增加,骨强度也逐渐下降。

骨质疏松症是绝经后妇女和老年人的常见疾病。其特点是骨量减少:骨头外层的皮质变薄,内层松质变细、断裂、孔隙增多,质地致密而坚实的骨头变得疏松而容易发生骨折,就像被白蚁蛀空的房梁,轻微摇动,甚至无任何外力的影响下也会自行倒塌。

由于骨质疏松症是全身性的骨量丢失,所以骨质疏松症患者可在任何部位发生骨折,最常见的是椎体、腕骨和髋部。骨质疏松症患者在日常的活动中如弯腰、穿鞋或咳嗽都会使椎体一下子塌陷,引起椎体的压缩性骨折,椎体处的骨折会使身高缩短,后背凸出(驼背)、腰背痛,影响患者的活动能力和生活质量。骨质疏松症患者常因平地跌倒而引起髋部骨折。髋部骨折后一年内死亡率可高达

20%(因长期卧床并发褥疮或肺部感染所致)。幸存下来的人中有50％的患者失去生活自理的能力,终身需人照顾,给患者和家人带来巨大的精神和经济负担。

骨质疏松症早期常无症状,往往在拍片子时偶然被发现由骨质疏松症引起的椎体压缩性骨折。骨质疏松症常见的症状是腰酸背痛,身高缩短,但这些症状常被认为是人老了的必然现象,未被重视,终致因反复骨折而致残、致死的严重后果。

特 别 提 醒

早期发现骨质疏松症的最佳手段

骨矿物质丢失要在30％以上X线片才能显示,以判断骨质疏松症的程度,不能早期诊断。目前通过体外分析骨骼中矿物质的含量,以判断骨质疏松症的程度,可以早期诊断及评估治疗疗效,预测骨折风险等。目前常用的有单光子、超声和双能X线三种,以双能X线为最佳检测手段,能快速、无创伤、精准地测量。

(黄琪仁)

○ 摘编自《解放日报》2003年9月1日、《新民晚报》2004年11月15日、《健康世界》2004年第6期

— 专家简介 —
黄琪仁

黄琪仁,主任医师、教授,曾任上海交通大学附属第六人民医院副院长。

上海市医学会骨质疏松专科分会资深委员,曾任中国老年学和老年医学学会骨质疏松专业委员会副主任委员、中华医学会骨质疏松和骨矿盐疾病分会委员和上海市医学会骨质疏松专科分会副主任委员。

擅长骨质疏松症的临床诊治和研究。

二、"老骨头"为啥不经碰

人到老年往往身体逐渐变矮,弯腰驼背,失去了当年潇洒挺拔或亭亭玉立的风姿;恼人的周身骨痛,尤其是脊柱和骶髋负重部位的疼痛,也会整日缠绕不休,迫使老人采取"动不如静、静不如躺"的行为方式,以致活动天地变得狭小了。有些顽强的老人仍向往户外的大千世界,不减往常的生活热情,拎菜篮子的、骑车的、挤车的大有人在,但衰老的现实常常会严酷地作弄老人,若是走路踩着果皮或脚下略有磕绊,便会趔趄跌跤。前扑则腕骨骨折,侧倒则大腿骨折,臀部着地又可造成脊椎的压缩骨折,甚至推推窗子、打个喷嚏也会骨折。为什么"老骨头"变得如此不堪一击,给老年人带来了那么多烦恼和痛苦?这一切都是老年骨质疏松症在作祟。

人体骨质的构造充满了力学原理,堪称大自然的杰作。它的基础材料主要是以胶原纤维为主的基质和以钙、磷为主的矿物质。其外表有一层致密的骨皮质,皮质下是纵横有序、错综交织的无数骨小梁,恰如一个结构精良、十分坚牢的钢筋水泥架,其强度远远超出了优质木材、钢筋混凝土和坚硬的花岗石,足以承受人体自身重量、肌肉运动产生的强大拉力,以及额外的沉重负荷。当然,骨骼本身和身体其他组织一样并非处于一成不变的状态,而是无时无刻不在进行活跃的新陈代谢。骨质中的成骨细胞将血液中的钙沉积于骨内加固骨质;而骨质中的破骨细胞则将骨中的钙溶解出,使钙游离到血液中去参与身体其他的重要生理功能。当血液中的钙不足时,破骨细胞就会活跃起来,加速骨骼脱钙。长期脱钙就会引起骨质疏松症,使坚韧的骨头变得像朽木一般。当然,调节人体血钙、骨钙、基质、磷等成分的动态平衡是极其微妙复杂的工程。体内许多因素参与了该项工程,远不是体内缺什么补什么的简单组合。

性激素缺乏是骨质疏松症的一个重要原因。我院调查发现,绝经期后的妇女血中雌激素含量明显低于绝经期前的妇女;血中雌激素水平越低,其尿中排出的钙量越高;雌激素水平低下就会导致缺钙,易发生骨质疏松症;其中 2/3 的妇女有周身骨痛,1/4 的妇女有过骨折史,且主要发生在 65 岁以后。其他内分泌腺分泌的激素也与骨质疏松症有关,如甲状旁腺激素积极参与了破骨细胞的脱钙作用,而雌激素和降钙素则有对抗作用,防止脱钙。

食物中缺钙或肠道钙吸收不良也是助长骨质疏松症的因素，尤其是长期食欲差、进食少、营养不良的老人常伴发骨质疏松症。

体力活动对骨骼影响甚大。活动越多对骨的牵引力越强，能促使破骨细胞转变为成骨细胞，有利于新骨形成。而长期闲居，以坐、卧为主就易使骨质溶解和吸收，造成所谓"废用性脱钙"。经常户外活动、晒太阳可促进皮肤合成维生素D，有助于肠道更多地吸收食物中的钙。有的人喜欢安静，行动缓慢，经常卧床，很少户外活动、晒太阳，食欲自然也减退，加之食物单调，这些因素都会加速骨质疏松症。我院对 500 名老人调查表明，活动量少的老人——每天不做任何体育锻炼或仅有些幅度不大的四肢活动，如散步、深呼吸运动，且不超过半个小时，与活动量较大的老人——每天进行有规律的体育锻炼，如步行或慢跑、拳操，且超过一小时两者相比较，活动量少的老人骨质疏松症发生率就较高。

（朱汉民）

○ 摘编自《大众医学》1990 年 2 月

—— 专家简介 ——

朱汉民

朱汉民，主任医师，内科教授，曾任复旦大学附属华东医院副院长，创建华东医院骨质疏松科、上海市老年医学研究所和复旦大学老年医学研究中心。

曾任上海市医学会骨质疏松专科分会和上海市老年学学会骨质疏松专业委员会主任委员、中华医学会骨质疏松和骨矿盐疾病分会副主任委员。

擅长骨质疏松症和代谢性骨病的临床诊治和研究。

三、老人骨质疏松,防重于治

老人骨质疏松症,预防重于治疗。骨质疏松症有时无特殊症状,需借助 X 线片和骨密度检查等方法来诊断。骨质疏松症能在 X 线片上显示出来,一般骨矿物质已丢失 30%～50%,往往已有十余年漫长的积累过程。要使这样的骨质完全恢复正常较为困难,需要相当时间,因此防止进一步疏松、力求有所恢复是努力的目标。

多参加体育活动,运动能推迟骨骼老化。当然运动量和选择哪类运动要根据自己条件、兴趣、爱好和体力情况而定,切勿"超负荷"运动引起意外事故。

注意合理营养。充足的蛋白质有助于骨基质形成,富钙食品有助钙代谢平衡,利于骨矿物质沉积,牛奶、鸡蛋既能提供优质蛋白,又含丰富的钙、磷。我们观察到,每周能饮牛奶 5～6 瓶,吃鸡蛋 5～6 只,菜肴荤素结合,主食量无明显减少的老人,与偏食或极少进食禽、蛋、鱼、肉的老人相比,骨质疏松症发生率明显降低。因此,老人不要盲目搞自我节食。高钙食物除牛奶外,尚有绿色蔬菜、豆类及豆制品、鱼虾、海产植物、贝类等。各种维生素的摄入对骨质疏松症防治也很重要。

应用药物治疗。目前已有多种药物应用于骨质疏松症,可按医生意见选用。

(1) 钙剂:常用有乳酸钙、葡萄糖酸钙片剂,是一种既经济又无害的较好药物,常能缓解骨痛。骨质疏松症患者一般每日摄钙 800～1 200 毫克是适合的。有肾结石或尿钙浓度高、有发生肾结石危险的患者,摄钙量不要太多。

(2) 维生素 D:有利于钙吸收,每日可给 400 国际单位(服浓鱼肝油丸一粒即可),1-α-羟基胆骨化醇效果更佳,每日服 0.25 微克即可。

(3) 雌激素:是治疗妇女绝经期后骨质疏松症的一个主要办法,如妇女在绝经后早期开始服用尼尔雌醇,在妇科内分泌专家指导下选择合理疗程,可延缓和改善骨质疏松症的发生和发展。

(4) 降钙素:能抑制破骨细胞的活动从而抑制骨的重吸收。与钙片同服,骨痛症状可获明显缓解,防止自发性骨折。

(5) 具有补肾强骨作用的传统中药也有较好的疗效。

培养良好习惯。抽烟能增加血液酸度使骨质溶解;饮酒过多过频可导致溶骨的内分泌激素分泌增加,使钙质从尿中丢失,都属禁忌之列。心境乐观、畅达,动作思想也会敏捷起来,有助神经反应和平衡功能,减少骨折的发生。有病痛要及时就医,许多内分泌疾病、骨髓瘤、白血病都可以引起骨质疏松症。有些药物能促使骨质溶解,如可的松、肝素之类,要合理使用。

衰老是自然界不可抗拒的规律,骨组织也不例外,随着年龄增长会变得疏松起来,但只要我们善于自我保健,就完全可以缓解和减轻骨质疏松症的发生。

（朱汉民）

○ 摘编自《大众医学》1990 年 2 月

四、骨质疏松症防治正误观

老年人得了骨质增生症，就不会发生骨质疏松症了，对吗？

错！

骨质增生症，俗称骨刺，是骨组织和软组织的一种退行性变化，是因钙在骨以外的组织中异常沉积所致。骨刺的形成常与运动(或劳动量)过度导致的慢性损伤、肥胖、骨骼受力负荷过大或某些内分泌疾病有关。因此，骨质增生常发生在身体负重较大或运动过多的关节的骨边缘。

人们往往会把骨痛归罪于骨质增生症，以致延误了骨质疏松症的治疗。实际上，骨质增生症完全可以与骨质疏松症同时存在。因为老年人的甲状旁腺分泌功能常发生改变，当维生素D吸收和活化不足时，会引起甲状旁腺功能亢进，分泌的能溶解骨组织的甲状旁腺激素也就增多，结果将骨中的钙质"动员"出来，引起骨钙丢失，导致骨质疏松症。同时，这些钙质在骨关节边缘、心脑血管等处沉积，引起异位钙化，可发生骨质增生、动脉硬化等病症。可见，我们不能因为出现骨质增生症而忽视了对骨质疏松症的防治。

老年人出现腰酸背痛症状，很可能与骨质疏松症有关，对吗？

对！

人到中年以后，骨质就开始缓缓流失。早期并不会引起任何症状，但随着骨质流失速度的不断加快，当骨量流失一大半时，骨骼中纵横交错的骨小梁断裂的次数和部位就会增加，形成多处微小骨折，从而导致骨痛。常见为腰酸背痛，以后可能遍布全身。因此，老年人出现腰酸背痛症状时，要注意是否患了骨质疏松症。

停经后的老年女性比老年男性更容易发生骨质疏松症，对吗？

对！

雌激素对骨骼的发育和骨量维持有着极其重要的作用。女性绝经，标志着卵巢功能的停止，雌激素分泌量随之锐减。雌激素有抑制破骨细胞活性、促进肠道对钙的吸收等作用。绝经后,雌激素分泌量减少,减弱了对破骨细胞活性的抑制,从而加快了骨量丢失速度。此外,在发育顶峰时女性的骨量也不如男性高,故老年女性较老年男性更容易发生骨质疏松症。

拍片检查正常,就可排除骨质疏松症,对吗?

错!

有些腰酸背痛的患者,常常会满足于 X 线片无骨折、骨刺的报告结果,而忽视骨质疏松症这一病因。骨质疏松症的重要特点之一是骨量减少。在 20 世纪 80 年代,骨量诊断主要依靠 X 线摄片法,由于诊断的敏感性低,只有在骨量减少了 30% 以下时,在 X 线摄片上才能显示出骨质疏松症的改变。加之读片经验、摄片条件差异较大,以致漏诊率高,往往在发生骨折后作 X 线片,才发现骨质疏松症的改变。目前,已有多种测量骨量的技术能较早发现骨质疏松症,还有许多能反映成骨细胞和破骨细胞功能、骨矿物质代谢等骨转换的实验室指标,这些都有助于骨质疏松症的诊断。所以,即使 X 线片正常,也可能有骨质疏松症。

骨质疏松症是老年性疾病,与年轻人无关,对吗?

错!

人的一生,骨量经历盛衰、增减的变化。正常人的骨量在 30～35 岁时达最高峰,此时的骨量值就是骨峰值。随着年龄增长,代谢逐渐老化,骨量随之逐渐减少,女性在绝经后更会有一段明显快速丢失的过程。年轻时期生长旺盛,加上运动机械力对骨骼的刺激,再辅以充分的营养,包括维生素 D 和钙的摄入,促进了骨组织发育和骨量积聚,骨峰值随之提高。这就有了良好的骨储备,即使日后骨量随着年龄增长而自然丢失,也会推迟和减少骨质疏松症的发生。因此,从年轻时就要注意体育锻炼,重视均衡饮食。有些年轻人不适当地节食减肥,又忽略户外运动,甚至还有抽烟、酗酒等不良恶习,都会影响骨发育和损害骨健康。因此,正确的骨骼保健应该从青年时期开始。

(朱汉民)

○ 摘编自《大众医学》1999 年第 7 期

五、老人们要警惕"寂静的杀手"

骨质疏松症是一个潜伏在广大绝经后妇女和老年男性人群中的"寂静杀手",患者在发生骨折前可以没有疼痛或其他任何症状,然而这种全身性的疾病已经悄声无息地在人体内逐渐发展,使患者骨量减少、骨组织的微细结构破坏,导致骨头"变脆",直到发生了脊柱、髋部和腕部的骨折才被察觉。

发病情况

随着人口的老龄化,骨质疏松症的发病率在不断上升。有关资料显示,美国、英国、意大利和日本等发达国家中,50～69 岁妇女骨质疏松症患病率为20％～28％,70～79 岁妇女骨质疏松症患病率达到 40％,80 岁以上妇女患病率高达 80％。

据国际骨质疏松症基金会报告,欧洲和美国每年为治疗 230 万骨质疏松症者骨折的直接医疗费用达 270 万美元。由此可见,骨质疏松症已成为威胁中老年人健康、严重影响他们生活质量的一个不容忽视的公共健康问题。目前,政府已将骨质疏松症与糖尿病、老年性痴呆一起列为三大重点攻关的老年性疾病,而医学界则将防治骨质疏松症预防骨折与治疗高血压预防心肌梗死、治疗高血压预防卒中(中风)放在同等重要的位置。因此,及早防治骨质疏松症已经成为医学界迫在眉睫的任务。

男女有别

老年男性骨质疏松症患病率要低于同龄女性。我国骨质疏松症的患病率,在 60 岁以上人群中,女性为 30％～35％,而男性中,每 10 人只有 2 人有骨质疏松症。

骨质疏松症的发生与年轻时期(20～40 岁)达到的骨量峰值高低和老年时期骨量丢失的速度密切相关。女性的骨量峰值比男性低,而且女性绝经时雌激素突然显著下降,导致骨量快速丢失,而男性进入老年时期,骨量丢失发生较晚且缓慢,所以女性较男性容易患骨质疏松症。

女性从绝经过渡期开始,每年平均骨量丢失率为 1％～3％,有的可超过

3％,持续5～10年,接着出现10～20年的骨量相对稳定期,骨量丢失较少,70岁以后随着年龄的增长又会出现骨量的加速丢失。

常见症状

骨质疏松症对人体的健康危害是多方面的,半数以上的骨质疏松症患者会感到疼痛,尤其是女性经常感到腰酸背痛,其次是肩背部、颈部、膝部和脚踝部疼痛,严重时可出现全身骨骼、关节疼痛。这种疼痛大多没有诱因,可在活动或在休息时发生,时轻时重,症状较轻的人把它当作过度疲劳和肌肉损伤来对待,症状较重者甚至只能依靠轮椅活动。

骨质疏松症还会使患者身材变矮、脊柱畸形,甚至驼背。一般情况下,成人到了40岁以后,每增长10岁,身高会下降1厘米,老年期,也就是60岁以后身高平均缩短3～5厘米。

骨质疏松症患者常常伴有体内的钙磷代谢异常,影响到肌肉功能的调节,使患者产生腿脚抽筋的症状。因此频繁抽筋可能是一个信号:人体对钙、磷的调节能力下降了。

此外,骨质疏松症可导致体力下降,患者常诉说乏力、四肢酸软、稍重一点物品都提不动。

而更严重的是,骨质疏松症还会导致骨折。骨质疏松性骨折的发生率非常高,目前心血管疾病和骨质疏松症已成为绝经后妇女和老年男性的主要疾病和死亡原因。骨质疏松性骨折,女性发生率要高于男性,发生骨质疏松性骨折的危险性在女性的一生中约为40％,高于乳腺癌、卵巢癌和子宫内膜癌的发病率总和,而在男性的一生中为13％,高于前列腺癌的发生率。

骨折特征

骨质疏松症的骨折主要发生在三个部位:脊柱、腕骨(桡骨远端)、髋部,比如脊柱压缩性骨折,可出现剧烈疼痛,连翻身都困难,严重时可以造成截瘫。最可怕的是髋部骨折,导致下肢运动障碍,许多患者不得不加入残疾队伍,50％的患者需要全天候生活护理,20％的患者需要常年照顾。此外,还有20％～30％的患者会因各种并发症,比如静脉栓塞、感染等原因死亡。而即使幸存的人,也会有一半的人残疾,生活质量大大降低,给家庭和社会带来沉重的负担。

骨质疏松性骨折特点是常常在轻微暴力作用或日常生活中发生,即所谓的"脆性骨折"。患者往往只是因为弯腰取物、下蹲上厕所或是系鞋带就出现了多发性腰椎骨折,严重者甚至咳嗽一声就会骨折。这种脆性骨折另一个特定是可以反复发生,也就是说一次骨折后,不同部位再次出现骨折的危险性大大增加。所以,发生一次骨折后,必须有效治疗这个始作俑者——骨质疏松症,才可预防再次骨折的发生。

心理问题

除了身体方面的问题,骨质疏松症导致的骨折还同时影响患者的心理健康和社会适应。由于生活不能自理,不能独立自由行动,引起焦虑、抑郁和自尊心的丧失,使得患者的情绪和社交受到很大的影响,不少人从此变得抑郁寡欢。

美国一项对45~49岁妇女的研究证实,绝经后的骨质疏松症患者很多都存在心理方面的问题。患者面对不能走动,将来可能发生骨折和疼痛,以及髋部骨折可能出现危害大的并发症,比如衰弱、丧失独立能力和死亡的恐惧心理大大加剧。他们渴望减缓疼痛,保持独立性和活动能力,同时拥有健康的外表、强健的骨骼和内心的平静。

（章振林）

○ 摘编自《新闻晨报》2014 年 7 月 21 日

—— 专家简介 ——

章振林

章振林,主任医师,教授,医学博士,博士生导师,上海交通大学附属第六人民医院骨质疏松和骨病科主任,骨代谢病和遗传研究室主任。

中华医学会骨质疏松和骨矿盐疾病分会候任主任委员,上海市医学会骨质疏松专科分会主任委员,上海市医学会理事。

擅长骨质疏松症及疑难代谢性骨病的诊治。

六、"贱骨头"的前世今生

经常听到老年人说："这把贱骨头，是不中用了。"

老年人骨骼健康最常见疾病包括骨质疏松症和骨关节炎。据统计，在60～70岁的老年人中约有1/3患有骨质疏松症，根据世界卫生组织数据，中国老年人中骨关节炎人数约有8 000万。随着中国老年化社会的迅速发展，骨质疏松症及骨关节炎发病人数每年不断上升，由此引发的各类社会和经济问题极其严重。如何在生活中有效预防、改善及治疗骨质疏松症及骨关节炎是现代老年人需要了解的知识。

顾名思义，骨质疏松症就是骨骼变得中空了或不结实了，骨的强度下降，容易发生塌陷、骨折等现象。骨质疏松症主要发生在老年人，尤其是绝经后的老年妇女，是一种骨骼老化性全身性疾病。骨质疏松症可发生于全身所有骨骼，但疼痛症状主要发生在背部和双侧肋部，主要因脊柱和双侧肋部骨折所致。

骨质疏松症是骨骼的退行性变，它无声无息地发生，可以无任何预兆即出现骨痛，尤其是在背部，表现为翻身、卧床或起床过程中发生脊柱背部疼痛，疼痛严重的时候，起坐或行走也困难，呈现为脊柱活动受限。长期患骨质疏松症的老年人可以出现驼背及身高缩短，在无明显外伤的情况下就可以导致胸、腰椎的压缩性骨折，此外，骨质疏松症患者由于年老肌肉协调性差的原因也非常容易跌倒，轻轻摔一下就容易发生各类骨折，尤以腕部和髋部骨折最常见。需要重视的是老年性骨质疏松症患者，一旦发生了骨折，则身体其他部位骨骼再次发生骨折的机会大大增加。

对患者生活甚至生命危害最大的是髋部骨质疏松性骨折，在老年妇女死亡原因中与乳腺癌死亡率相当，应该说后果是比较严重的。老年人随年龄增加逐渐出现背驼、疼痛，罪魁祸首是脊椎骨质疏松性骨折，除引起持续的疼痛不适外，弯曲的脊椎还会挤压胸廓影响老年人的心肺功能。

除妇女绝经、年龄老化、遗传等因素外，生活上的很多习惯都是发生骨质疏松症的危险因素，如吸烟、酗酒、摄入过多咖啡或碳酸饮料、缺少体力活动、偏食导致饮食中缺钙、日晒时间短致体内维生素D缺乏、过度控制体重致身材偏瘦等。此外,长期应用一些影响骨代谢的药物也会诱发骨质疏松症。如在平时生活中加以注意并逐渐改掉这些不良生活习惯,就有可能避免或延迟骨质疏松症的发生。因此,不吸烟、少饮酒、迈开腿、多见光、不偏食,养成健康的生活习惯才能远离骨质疏松症,活出健壮体魄,强壮骨骼。要避免过度减肥,因其会导致内分泌失调,缺少食物钙的摄入,更会因体重过低使骨骼缺少体重应力刺激,加速骨质疏松症的发生。

老年人另一个不能回避的问题是往往伴发心脑血管病、类风湿性关节炎等多种疾病,需要长期服用多种药物,其中有些药物可能导致或加重骨质疏松症,所以需要特别注意,已发生骨质疏松症者则要使用抗骨质疏松症药来治疗骨质疏松症。

人体骨组织中钙元素占90%,在所有的骨质疏松症预防和治疗方案中,补充钙和维生素 D 是最基本的内容。但补钙大有学问,生活中钙来源非常丰富,只要注意选择合适的食物,补钙并非难事。补钙主要通过两个渠道入手,一是食物补钙,二是药物补钙。一次性补充大量钙不是好的补钙方式,长期多次小剂量补钙则比较合理。一般成人每日需要补充元素钙约 800 毫克,骨质疏松症患者则要达到 800~1 200 毫克。骨质疏松症预防中还需要补充维生素 D。

骨质疏松性骨折现在越来越常见,一般老年人髋部骨折、手腕骨折或腰椎骨折往往伴随骨质疏松症,这些骨折很多都需要手术治疗,否则会造成较多严重的并发症,有些甚至会导致死亡。在治疗骨质疏松性骨折的同时,还需要增加抗骨质疏松症的药物治疗和手术后的功能锻炼,从而获得良好的功能。

骨关节炎也是老年人常见的疾病之一,几乎老年人都有过膝关节或髋关节疼痛,主要出现在行走时、上下楼时、打太极拳或长时间走路锻炼后。如果老年人出现这些膝关节或髋关节疼痛症状,则有可能是骨关节炎发作了。大多数骨关节都可以通过保守治疗缓解症状,但骨关节炎容易复发。不同阶段的骨关节炎的治疗方法完全不同,早期骨关节炎可以通过口服药物治疗,口服药物包括消炎镇痛药物、氨基葡萄糖等,也可以采用关节内注射玻璃酸钠治疗,或者关节镜下清扫,严重情况下可以采用关节置换的方法。

在生活中,预防骨关节炎的方法很多,包括减少上下楼梯、长时间行走,尽量少做下蹲动作。一旦出现膝关节或髋关节骨关节炎急性发作,除了口服药物以外,需要在短时间内尽量减少下肢负重,也就是减少关节磨损。老年人既需要适当活动,也不能过多下肢负重运动,需要在活动和减少关节磨损之间寻找一个良好的平衡,科学就医,寻求医生的帮助也是必需的。

(张伟滨)

○ 摘编自搜狐网 2016 年 4 月 18 日

—— 专家简介 ——

张伟滨

　　张伟滨,主任医师,教授,医学博士,博士生导师,上海交通大学医学院附属瑞金医院骨科主任,上海市伤骨科研究所副所长,上海骨科质量控制中心主任。

　　中华医学会骨科学分会委员、中华医学会骨质疏松和骨矿盐疾病分会委员、中国医师协会骨科医师分会委员、中华医学会骨科学分会骨肿瘤学组委员、上海市医学会骨科专科分会副主任委员、上海市医学会骨质疏松专科分会副主任委员。

　　擅长四肢及脊柱、骨与软组织肿瘤诊治,尤其是四肢恶性骨肿瘤保肢治疗、转移性骨肿瘤的诊断与治疗。

七、人老了是否都会得骨质疏松症

　　有些人认为,骨质疏松症是老龄化过程的正常结果,每个人都会得骨质疏松症。确实,老年人中患骨质疏松症的比例相当高,该疾病与增龄密切相关,它是老年人最常见的骨骼疾病。那么,人老了是否每个人都会得骨质疏松症?

　　答案是否定的。骨质疏松症是病理性的骨骼疾病,而非正常的生理现象。既然是疾病,就有患者和健康对照人群。而骨质疏松症的发生与年轻时期(20～40 岁)峰值骨密度的达到和维持,以及与绝经后或老年时期骨量丢失的速度密切有关。遗传因素在骨质疏松症发生、发展中具有重要作用。国外的学者调查表明,居住在欧洲西北部的老人的骨质疏松症患病率要比地中海地区的人高得多;白种人的患病率也比黑种人高。而同样是老人,患有骨质疏松症的女性要远远多于男性,可达到男性的 3 倍。这主要是由于女性达到的峰值骨量低于男性,而且与绝经后和骨密度相关的雌激素水平下降有关。

　　因此,并非所有老年人都会得骨质疏松症。2007 年全国流行病学调查显示：50 岁以上女性和男性骨质疏松症患病率分别为 30.8％和 8.8％,也就是说在 50 岁以上人群中还有相当大一部分女性和男性没有骨质疏松症。即使在发病率较高的老年女性中,国外有研究显示,80 岁以上的妇女约有 2/3 发病,也就意味着仍有约 1/3 的 80 岁以上女性没有骨质疏松症。在这些没有骨质疏松症的老年女性中,除了遗传因素以外,环境因素也很重要,良好的骨骼与她们足量的钙与维生素 D 的摄入,适当的锻炼以及健康的生活习惯(如不抽烟、不酗酒、不饮用碳酸饮料、不挑食等)密切相关。

　　总之,对于老年人的骨质疏松症我们要有正确的认识。早期预防骨质疏松症非常重要,预防比治疗更现实有效。预防骨质疏松症应从儿童开始,这样才能获得理想的骨峰值和防止骨量的丢失。男性和女性均在 20～40 岁达到最佳骨峰值,之前是储备期,之后均属支出。骨峰值的高低 80％左右决定于遗传因素,其余决定于环境因素。在环境因素中,富含钙的饮食和规律的锻炼有利于形成高骨峰值。因此,从儿童期开始就应注意进食富含钙、低盐和适量蛋白质的饮食,注重获得足够的光照,同时进行规律的负重运动,以期达到满意的骨峰值,那么将来发生骨质疏松症的概率就会减少。

○ 摘编自《健康财富》2015 年 9 月

（张　浩）

—— 专家简介 ——

张　浩

张浩，副主任医师，医学博士，硕士生导师，任职于上海交通大学附属第六人民医院骨质疏松和骨病专科。

上海市医学会骨质疏松专科分会青年委员会副主任委员，中国老年保健医学研究会骨质疏松分会委员。

擅长原发性骨质疏松症及甲状旁腺功能亢进、糖皮质激素、肝肾功能障碍等引起的继发性骨质疏松症，以及成骨不全等遗传性骨病诊治与研究。

女|性|篇|

八、女性的生命周期和骨老化

　　人无论男女,在 20 岁以前是骨骼的生长阶段,在这个阶段中,能获得 90%以上的骨量;其后的 10 余年中,骨骼不再纵向生长,但骨量仍缓慢增加;在 35 岁左右全身及局部骨骼单位体积的骨量达到峰值,人们称之为峰值骨量。

　　骨量通常以某个骨骼部位的骨矿含量和骨矿密度表示。在获得峰值骨量并相对稳定一定时间后,骨骼进入老化期。由 40～45 岁开始,骨量随年龄增加而减少(增龄性骨丢失)。因此,老年人骨量或骨密度的高低主要取决于骨成熟期能够获得的峰值骨量以及骨老化期的丢失速率。若一名妇女峰值骨量位于正常范围的高限,骨矿物质以每年 2%的较高速率丢失;另一名妇女峰值骨量位于正常范围的低限,骨矿物质以每年 0.5%的较低速率丢失;约经 20 年后,前一妇女的骨密度仍高于后者。由此可见,峰值骨量对老年人骨量的影响程度大于骨丢失速率。

　　根据妇女一生的生理特点,一般人为地按年龄分为新生儿期、儿童期、青春期、性成熟期、围绝经期(更年期)、老年期 6 个阶段。更年期,是卵巢功能逐渐衰退,生殖器官向衰退、萎缩变更的一段时期,包括绝经前后。目前,国内外学者公认自 40 岁开始历时 20 年,并将其分为 4 个阶段:绝经前期、绝经过渡期、绝经期及绝经后期。

　　老年期一般指妇女 60 岁后机体逐渐老化、卵巢功能停止的时期。国外指定 65 岁以后为老年期;我国老龄工作委员会目前仍定 60 岁以后为老年期。

　　40～60 岁这个时期是我国妇女一生学习、工作与事业成熟的重要时期。但由于卵巢的衰萎、卵泡的数目减少与老化、性激素合成的改变、神经内分泌的失调等生理特点,因而存在免疫功能的下降、泌尿生殖系统黏膜的萎缩、心血管功能与骨质代谢的异常等一些不可抗拒的变化,会引起心理状态的变化,如烦躁、焦虑、忧郁、失眠等,以及潮热、潮红、畏寒、盗汗等血管舒缩失调及心悸、胸闷等心血管症状,这些统称为更年期综合征。在这个过渡时期中,约有 80%的妇女被这一系列或轻或重的症状所困扰。更年期综合征的症状复杂多变,有 10％的妇女出现严重的低雌激素症状,病理变化涉及机体的神经、内分泌、免疫、心血管、生殖泌尿及骨骼等各个系统而产生心血管病、骨质疏松症及早老性痴呆等相关病,严重时必须以外源性性激素替代治疗。

（黄敏丽）

○ 摘编自《骨质疏松症》1998 年 10 月第 1 版、《更年期保健及相关疾病》2002 年 7 月第 1 版

—— 专家简介 ——

黄敏丽

黄敏丽,教授,主任医师,博士生导师。曾任复旦大学附属妇产科医院副院长。

上海市医学会骨质疏松专科分会资深委员,曾任上海市医学会骨质疏松专科分会副主任委员。

擅长诊治妇科疑难杂症、更年期综合征、骨质疏松症等。

九、强肌健骨做"坚强"女人

每年的 10 月 20 日是世界骨质疏松症日。目前,骨质疏松症是中国第四位常见的慢性疾病,也是中老年最常见的骨骼疾病。

由于骨质疏松症的发病悄无声息,没有明显的早期症状,很容易被人们忽视。中老年人尤其是女性,往往会出现腰酸腿疼、驼背和身材变矮等现象,很多人认为是正常的衰老过程,殊不知有可能是骨质疏松症找上了门。

骨质疏松症是一种退行性疾病,随着年龄增长,患病风险增加。随着社会人口老龄化的进展,骨质疏松症已成为一种"流行病",而其中女性发病率尤为突出。更年期女性是骨质疏松症的高危人群。一般女性会在 25 岁左右到达自己的峰值骨量,这个值在更年期之前会相对保持稳定。但是更年期到来后,骨量会开始大量流失。这是因为雌激素在骨生长和骨转换的过程中扮演着非常重要的角色,但绝经后妇女激素水平不足,导致骨量消耗速度超过了骨量形成的速度,这就导致了骨量的减少。除了激素不足以外,肠道钙吸收减少、尿钙流失增加以及有骨保护作用的激素的减少,都对骨健康造成负面影响,这也是女性骨质疏松症高发的主要原因。50 岁以上处于绝经期的女性中,大约每 3 人就会有 1 人因骨质疏松症而骨折,特别是髋部骨折。

对于防治骨质疏松症,人们还存在许多认知误区。比较普遍的是,一些人将骨质疏松症的防治直接与补钙划等号,认为日常进行高钙饮食或者补充钙剂就能预防和治疗骨质疏松症,但骨质疏松症的治疗并不仅仅是单纯的补钙,而需要综合治疗,提高骨量,增加骨强度和预防骨折。

钙仅仅是骨骼成分之一,还需要人体内的维生素 D 帮助其吸收和合成。维生素 D 在人体内可以促进小肠对食道中钙的吸收,同时可以促进骨骼中钙盐的形成。如果老年人只是盲目地补充钙而缺乏维生素 D,恐怕不会对骨骼起任何作用。因此,对于已有骨质疏松症或已发生过脆性骨折,或已有骨量减少并伴有骨质疏松症危险因素者,仅靠补钙是远远不够的,在补钙的同时,还应该补充可以有效促进肠道对钙吸收的维生素 D。

普通维生素 D 需要经过肝肾的活化之后才能够被人体吸收,而绝经后的女性通常钙流失较多,肝肾功能也普遍下降,必须选择更优化的骨骼治疗方式——

补充活性维生素 D。活性维生素 D 无需肝脏转化就能直接起效,较好地促进骨形成。如骨化三醇,其对骨细胞具有双向调节作用,促进成骨细胞分化和分泌骨钙素,促进骨胶原和骨基质蛋白的合成,从而促进骨形成。联合钙剂使用时,可以促进肠钙吸收,增加血钙浓度,促进骨矿化、加速骨形成,抑制骨吸收,有效对抗骨质疏松症,临床表现也证明:活性维生素 D 对于提高骨密度和预防骨折,较普通维生素 D 表现更优异。

最后,需要强调的是,骨质疏松症是可防可治的,做到早预测、早诊断、早治疗,是可以避免骨质疏松症及其骨折的。即使发生过骨质疏松性骨折,建议患者前往专业的骨质疏松症诊疗中心,采取规范、合理的诊疗仍可有效降低再次骨折的风险。除此之外,患者还需要保持健康的生活习惯、合理膳食、常晒太阳、长期循序渐进地运动,才能持之以恒对抗骨质疏松症,更好地享受生活。

(赵东宝)

○ 摘编自《新闻晨报》2013 年 10 月 25 日

—— 专家简介 ——

赵东宝

赵东宝,主任医师,医学博士,教授,博士生导师。海军军医大学附属长海医院风湿免疫科主任。

中华医学会风湿病学会常务委员,中国医师协会风湿免疫科医师分会常务委员,中华医学会骨质疏松和骨矿盐疾病分会委员,中华医学会生物免疫学分会风湿免疫学分会副主任委员,上海市医学会骨质疏松专科分会候任主任委员。

擅长风湿免疫病和骨质疏松症的临床诊治和研究。

十、女性保护骨质，怎么做最好

上天造人时有点偏心，男人的骨头就是比女人"硬"，骨量总体也多于女性。到一定年龄后，男性骨量丢失的速度也低于女性，骨质疏松症的患病率同样也低于女性。

很多人听说过骨质疏松症，但不一定知道它的危害，更加不知道，其实骨质的保护应该在出现骨质疏松症之前就要开始。所以，咱们女同胞不能不爱护自己的骨头，而且还得比男人更加要保护骨头。

年轻的时候，身体在长，人会增高变壮，骨的形成大于破坏，骨量也在不断增加。一般地说，人一生的骨量和骨骼强度大部分是在儿童少年期形成的，尤其是8~18岁。如果这个时期的骨骼发育得好，就可以让骨量在达到最高峰值的时候，比别人多一点储备。就像你手里有3万元，另一人只有1万元。然后大家一样地"败家"，你败好"双11"，还能继续败"双12"，而对方早早就只能望"宝"兴叹了。

所以，小的时候就要开始有意识地为将来打好基础，小孩子不懂，当父母的就要多留心。适当多吃富含钙的食物，比如牛奶、虾米等，规律运动，保证睡眠。如果发现自己的孩子发育得比同龄人慢，应该及早看医生。

女性35岁是个比较重要的转折点：35岁怀孕，算高龄产妇；卵巢功能也开始走下坡路；骨量在35岁前后达到最高峰，然后骨的破坏就开始超过骨形成速度，骨量出现丢失。而且，这个破坏速度会逐年增加。40岁开始，女性每10年丢失骨量10%，而男性只有5%。到了绝经以后，由于雌激素的缺乏，骨量丢失明显加速。

爱美的女性，还会刻意去节食，再加上胃肠道吸收钙的能力在下降，所以饮食中的钙摄入相对不足。所以，要更加注重补充富含钙的食物，或者适量服用钙片，如果担心钙吃太多会有不良反应，可以去医生那里评估一下。

还要多户外活动，太阳的照射会增加体内活性维生素D的合成，促进钙的吸收。

得了骨质疏松症，有人会腰背酸痛，但是很多人是没有什么不舒服的表现，直到出现驼背、身高变矮，甚至骨质疏松性骨折才发现。所以，骨质疏松症又被称为"沉默的杀手"，"杀人"不留痕。如果在骨质疏松症的基础上发生骨折，就算你接骨了、装了钢板，也很难恢复如初，或导致残疾，或需要长期卧床，尤其是髋骨和股骨颈部位的骨折。

那么,如何知道自己是否易发生骨质疏松症呢? 国际骨质疏松基金会已经为我们想到了,这里提供给大家骨质疏松症风险简易测试题。

(1) 您是否曾经因为轻微的碰撞或者跌倒就会伤到自己的骨骼?

(2) 您的父母有没有过轻微碰撞或跌倒就发生髋部骨折的情况?

(3) 您经常连续 3 个月以上服用可的松、泼尼松等激素类药品吗?

(4) 您身高是否比年轻时降低了(超过 3 厘米)?

(5) 您经常大量饮酒吗?

(6) 您每天吸烟超过 20 支吗?

(7) 您经常患腹泻吗(由于消化道疾病或者肠炎而引起)?

(8) 女士回答: 您是否在 45 岁之前就绝经了?

(9) 女士回答: 您是否曾经有过连续 12 个月以上没有月经(除了怀孕期间)?

(10) 男士回答: 您是否患有勃起功能障碍或者缺乏性欲?

只要其中有一题回答结果为“是”,即为阳性,存在骨质疏松症风险。

如果阳性了怎么办? 高危了怎么办? 赶紧看医生去! 可以看骨质疏松症科、内分泌科、骨科、围绝经专科等,至少可以做个骨密度的检测,这是判断骨量是否正常的最常用方法,几乎没有辐射。

医生还会评估你的钙摄入情况,还可能做一些化验,并会根据具体情况给予饮食和运动建议,已经出现骨质疏松症的人需要服用抗骨质疏松症的药物。

总之,不要等骨折了才想起来要去治骨质疏松症。预防胜于治疗! 让骨骼一直健健康康,不出现骨质疏松症,这是最好的。

(邹世恩)

○ 摘编自“恩哥聊健康”微信公众号 2017 年 2 月 22 日

── 专家简介 ──

邹世恩

邹世恩,复旦大学附属妇产科医院副主任医师,医学博士,硕士生导师。

上海市医学会骨质疏松专科分会青年委员、上海市医学会妇产科分会绝经学组成员、上海市科普作家协会会员。

擅长子宫内膜异位症及腺肌病、月经失调、不孕不育、更年期综合征、妇科良恶性肿瘤等疾病的诊治。

十一、更年期带来的不仅是骨质疏松

老年妇女有很多疾病根源在于女性特有的内分泌激素——雌激素的减少、缺乏。目前我国进入老龄化社会,老人健康、良好的生活,是国家和社会的需要,是家庭的期盼,也是老人们的向往。如何推迟衰老,怎样做到"老而不衰"?

女性体内有一对特有的器官——卵巢,两个卵巢每个月仅排一颗卵子,它们能分泌雌激素,因而女人每月有月经,且发育成女性特有的样子。雌激素还作用于人体其他器官,如大脑、骨骼、心脏、神经等,因此缺少它后会有许多病症发生。

妇女的更年期是指妇女从精力旺盛和性活动正常到逐渐衰退的一段过渡时期。妇女45~50岁后,卵巢开始衰老、萎缩,并渐渐减少雌激素的分泌,月经改变、停止标志着更年期的到来。我国妇女平均绝经年龄为48.5岁,45岁时,10%妇女绝经,51岁时50%绝经。

更年期、老年期会有哪些改变发生

(1)月经改变:突然停经,停经一年以上称绝经。月经不规则,正常月经期为5~7天,周期为25~35天,更年期时可以2~3个月一次月经,每次1~2天,量少,并逐渐停止;不规则阴道流血,60%妇女月经淋漓不净。

(2)精神、情绪改变:俗称更年期综合征,表现为潮热、潮红、出汗等。一日数次出现胸、颈、脸部阵阵热浪向上扩展,皮肤发红伴出汗,并会伴有失眠、多梦、烦躁、焦虑、多疑、恐慌、易怒、抑郁……影响工作、身心健康和家庭和睦。

(3)泌尿生殖系统改变:泌尿、生殖系统萎缩,老年性阴道炎,萎缩性膀胱炎,性生活不协调,尿频、尿急等。

(4)骨质疏松症:剧烈腰痛、驼背,均为悄然来临的骨质疏松症的症状,其并发骨折更是老年妇女致死致残的重要原因。

(5)早老性痴呆(阿尔茨海默病):发病于50~60岁,表现为记忆力减退乃至失忆、定向力失灵、思维行为错误,也有狂躁不安、胡言乱语、满街乱跑、不记得家庭住址、捡拾垃圾……给家属造成巨大负担及痛苦。

这些改变和疾病该如何治疗呢

（1）每位妇女都要了解、学习与自己有关的生理卫生知识，知道自己已经进入更年期，这一时期是正常的生理过程，在步入老年期前必然要经过。解除思想顾虑，保持乐观开朗，以微笑面对一切，正确对待工作和家庭的变化，妥善处理人际关系，加强锻炼，培养兴趣爱好，从事一些力所能及的工作，鼓励通过"终身保持体能、社会能力和脑力活动"，从而做到老而不衰。

（2）定期妇科普查和更年期咨询，早期诊断，及时治疗。建议体检时加测骨密度或第三腰椎侧位 X 线片，以利于及早发现骨质疏松症。通过认知评分，如"数时钟表面的时间"等，来评估阿尔茨海默病。

（3）"骨松"的锻炼预防应从儿童、青少年做起，注意合理膳食营养，多食用含高钙、高磷的食物，及鱼、虾、豆类、芝麻、牛奶、乳制品等。坚持科学的生活方式，坚持体育锻炼，多接受阳光照射，不吸烟，不喝酒，少喝咖啡，哺乳期不宜过长，目的在于提高骨量。人到中年，尤其是绝经后，应每年进行一次骨密度检查。绝经后 3 年内，如果没有禁忌证，可在医生指导下开始雌激素替代治疗，同时坚持长期预防性补钙。40 岁以上妇女每日补充钙量应保证 1 000 毫克，磷量600～1 000毫克。

（4）雌激素替代治疗是防治女性老年病关键，即应用外源性雌激素进行治疗。经过国内外专家反复论证，对月经失调有调节作用；解除更年期综合征及泌尿、生殖道萎缩；稳定骨密度，减少骨质疏松并发的骨折；降低早老性痴呆发生，帮助维持及增强脑功能；降低缺血性心血管疾病危险及病死率。

雌激素替代治疗虽有利于老年病的防治，但必须在妇科医生的指导下，有计划、定期监测下应用，绝对不能乱用、滥用，才能达到预期目的。

（黄敏丽）

○ 摘编自《骨质疏松症》1998 年 10 月第 1 版、《更年期保健及相关疾病》2002 年 7 月第 1 版

十二、更年期后为什么老是骨折

生活实例

56 岁的张女士是小学退休教师，爱好文艺、体育活动，年轻时由于工作繁忙，唱歌跳舞等兴趣爱好无法尽兴。退休后有了足够的时间可以自由支配，因此她成为了社区活动的积极分子。跳舞、木兰拳、腰鼓和旅游等活动总少不了她的影子。由于心情十分舒畅，人也越发显得年轻精神了，难怪老同事看到她都说："退休了怎么越来越年轻了？"

一次跳舞比赛中，张老师不小心滑倒了，摔下时她本能地用右手撑了一下，当时感到手腕部略有疼痛，她没当回事。2 小时后竟肿了起来，于是赶紧到医院就医，结果令她大吃一惊，居然是腕部骨折。腕部骨折痊愈不久之后的一次旅游中，由于汽车的颠簸，张老师又发生了腰椎压缩性骨折。与上次腕部骨折不同，这次她必须卧床休息，对生性活泼的张老师来说，这简直是受罪。听邻居说有骨质疏松症的人会经常发生骨折，于是在骨折康复后到医院骨质疏松症门诊就诊。

医生接诊后详细询问了病史，并对张老师的进行了双能 X 线骨密度检测（DXA），检查结果如预料的一样，她患有严重骨质疏松症。骨质疏松症是一种骨量低下、骨微结构破坏导致骨脆性增加、易发生骨折为特征的全身性骨病。多见于绝经后妇女，一般发生在绝经后 5～10 年，骨质疏松症的骨折极易增加患者特别是老年患者的病残率和死亡率。

张老师患的正是上述的疾病，从而也找到了短期内多次骨折的原因，在接受规范的治疗后，张老师的生活质量得到了提高。

罹患骨质疏松症，疾病往往是"静悄悄"的，鉴于该病的"隐匿性"特点，我们建议妇女在绝经后最好到医院进行一次骨密度检测，了解一下自己还有多少"骨量储蓄"，然后在医生的指导下保持现有的健康生活方式，摒弃不良生活习惯。

还未出现骨质疏松症的妇女,要高度重视相关预防保健措施,比如增加户外活动时间,选择上午10点钟或者下午16点钟到阳光下晒晒太阳,多吃些富含钙质的食物等;已经患上骨质疏松症的妇女要坚持正规治疗,可以减缓骨质疏松症的进展。

(陶敏芳)

○ 摘编自《新闻晨报》2010 年

── 专家简介 ──

陶敏芳

陶敏芳,主任医师,医学博士,教授,研究生导师,上海交通大学附属第六人民医院副院长。

中国医院协会妇产科管理分会委员、上海生殖健康伦理委员会副主任委员、上海市医学会生殖医学专科分会委员、上海市医学会妇产科专科分会绝经学组组长、上海市医学会骨质疏松专科分会委员、上海女医师协会常务理事、上海医院协会医保专业委员会副主任委员。

擅长妇科常见病及疑难疾病的诊治,尤其是在绝经相关健康问题方面有较多的研究。

十三、过度防晒是骨质疏松症元凶之一

俗话说"一白遮百丑",皮肤白润是中国人对美女的首要要求,也是一种审美文化。随着科学技术的发展,人们发现,使皮肤变黑的一个主要原因是紫外线,它刺激皮肤中的黑色素,诱发雀斑等皮肤病变,即使是阴天,紫外线也依然强烈。因此,爱美的女性为了尽可能减少紫外线对皮肤的影响,每日出门前都要涂抹防晒霜,务必要与"罪恶"的紫外线完全隔绝。殊不知,若干年后,或许一个小小的喷嚏或弯腰提个菜篮,都可能会导致骨折。这是因为,女性长期缺乏日晒,以致身体内维生素 D 严重缺乏,而长期维生素 D 水平低下,将增加骨质疏松症及其骨折发生的风险。

一般地说,人体所需维生素 D 可由皮肤合成和从饮食中获得,但一个人如果只靠日常饮食而没有日晒,几乎不可能满足身体对维生素 D 的需要。因为除深海鱼类和菌类之外,绝大多数食物中维生素 D 含量都是极少的,而皮肤合成的维生素 D 占人体所需维生素 D 量的 90%,因此这也是日照不足地区维生素 D 缺乏较为普遍的原因。而在夏天,人们普遍怕晒,爱美的女性更甚,防晒美白成为主旋律,不停地使用防晒霜,结果是在阻挡紫外线的同时,也使维生素 D 的合成减少 92%～99%。另外,紫外线不能穿透普通玻璃窗,大气飘尘和衣着均可影响紫外线穿透,这些都是造成维生素 D 缺乏的原因。

维生素 D 的主要功效是促进钙的吸收,同时促进成骨细胞增殖和分化,是维持钙磷代谢和骨稳定的重要因素。维生素 D 严重缺乏将导致佝偻病、骨软化症。长期维生素 D 水平低下,不仅增加骨质疏松症及其骨折的发生风险,而且降低了肌肉力量和强度,容易发生跌倒。此外,维生素 D 还具有很多骨骼外作用,对免疫系统、循环系统等均具有调节作用。

那么,应该如何补充维生素 D?请关注以下两点注意事项。

(1)享受日光浴:日光浴是补充维生素 D 最有效的来源。研究证实,一个人穿着游泳衣在太阳下晒 20 分钟的日光浴,体内合成的维生素 D 比喝 200 杯牛奶吸收的维生素 D 还要多。借助日光合成维生素 D 不存在过量的问题,因为如果体内维生素 D 含量已较高,新合成的维生素 D 量会相应减少。

(2)调整饮食结构:通常人们很难从食物中摄取大剂量的维生素 D。在大自然中,只有少部分食物含有维生素 D,含脂肪高的海鱼和鱼卵、动物肝脏、蛋黄、奶油和奶酪中相对较多,而瘦肉、奶、坚果中含微量的维生素 D。大家可以选择含维生素 D 丰富的食物。

需要强调的是,随着女性年龄的增大,体内转换维生素 D 的器官就像年久失修的机器一样,合成维生素 D 活性成分的效率大大降低,此时光靠晒太阳或通过食物补充是不够的。建议大家在医生指导下,根据不同年龄补充普通维生素 D 或活性维生素 D 制剂。

（张　增　章振林）

○ 摘编自《大众医学》2012 年第 8 期

防|治|篇

十四、预防骨质疏松症的"四驾马车"

　　骨质疏松症是可以预防的,骨折也是可以预防的,下面就介绍 4 种方法,用来早期保健、预防骨质疏松症和脆性骨折的发生。

第一驾马车:营养

　　如同体内的其他器官,骨骼维持正常生长发育需要平衡的饮食,包括宏量营养素(蛋白质、脂肪和碳水化合物)及微量营养素(维生素和矿物质),其中钙和维生素 D 最为重要。钙是骨组织中的主要结构组成成分,骨骼也是体内维持血钙稳定的仓库。根据中国营养学会的推荐,青少年每日钙质摄入量为 1 000 毫克,中年人为 800 毫克,50 岁以上为 1 000 毫克,含钙丰富的食品包括乳制品、蛋类、豆制品、虾皮、坚果类和绿色蔬菜等。

　　维生素 D 是开启胃肠道钙质吸收的钥匙,还是对骨骼生长发育起重要作用的元素,除了帮助胃肠道钙吸收,有利于骨骼的更新和正常矿化,维生素 D 还能增强四肢的肌力,协调神经肌肉功能,有效防止跌倒,所以对于老年人骨折的防治有特殊意义。维生素 D 可以通过两种途径得到:直接暴露在阳光下,皮肤中的 7 - 脱氢胆固醇受到紫外线照射可以转变为维生素 D_3,另一个途径是通过食物得到,皮肤产生的维生素 D 占人体维生素 D 总量的 90%,食物只能提供 10%左右。中国营养学会推荐,50 岁以前每日需要维生素 D 400～800 国际单位,50岁以上每日需要 800～1 000 国际单位。

第二驾马车:运动

　　毫无疑问,运动对骨骼健康非常重要,爱运动的人骨密度要高于不爱运动的人。运动不仅可以促进青少年峰值骨量的形成,而且可以减少绝经后及老年期出现的骨丢失。

　　有利于骨骼生长的运动有以下几种:①负重运动,属于这类的运动包括步行、跳舞、慢跑、球类运动、有氧运动和园艺,负重锻炼可使年轻人骨量每年升高2%～8%。对于中老年人也非常重要,但老年人应避免高强度的有氧运动,否则有可能增加骨折风险。②对抗性运动,主要通过增加肌力保护骨骼,具有增加骨密度、降低骨折风险的作用,包括哑铃运动、阻力管运动、水中运动等,每周对抗性运动2～3次,循序渐进。③灵活性运动,灵活的关节可防止跌倒,主要有规律性伸展运动、太极、瑜伽、慢舞等。

第三驾马车：生活方式

健康的生活方式对预防骨质疏松症和骨折的发生非常关键,目前骨质疏松症有年轻化的趋势,这和不良生活方式不无关系。

应限制酒精的摄入,戒烟,少喝过浓的咖啡。摄入健康食品(水果、蔬菜、牛奶和谷类等)的人群骨密度发育良好,而经常食用"垃圾食品"(如苏打水、汉堡包和快餐)的人群骨密度降低明显。

第四驾马车：早查早防早治

中老年人,尤其是绝经后妇女或患有影响骨骼的疾病(如糖尿病、甲亢、甲旁亢、皮质醇增多症、肝硬化、慢性肾病、胃肠疾病等)及服用引起骨量丢失药物(泼尼松、利尿剂、华法林、甲状腺素和制酸剂等)的人群,每1～2年应该至医院进行一次骨密度检测,及时发现疾病并制定预防和治疗方案。

总之,骨骼支撑着我们身体,它使我们拥有完美的仪态,也使我们保持年轻与活力。在医学高度发达的今天,我们对自己的骨骼健康也有了新的要求,参照上面的四个方面,抓紧时间强壮骨骼,让每个人都"身体好、质量高、寿命长"。

(程　群)

○ 摘编自《文汇报》2011 年 5 月

—— 专家简介 ——
程　群

程　群,主任医师,副教授,医学博士,硕士生导师。复旦大学附属华东医院骨质疏松科主任,上海市老年医学研究所骨代谢研究室主任。

中华医学会骨质疏松和骨矿盐疾病分会委员、中华医学会老年医学分会骨代谢病学组委员、上海市医学会骨质疏松专科分会副主任委员、中国老年保健医学研究会骨质疏松分会常委、中国老年学和老年医学学会骨质疏松分会内分泌学专业委员会副主任委员。

擅长原发性及继发性代谢性骨病的内科诊治、骨质疏松症及相关骨折、病理性骨折的内科规范治疗。

十五、身高变矮，敲响骨质疏松症的警钟

人体的身高就是一把标尺，丈量着我们的成长和衰老；它还是一面镜子，反映出人体的健康状况。

从婴儿时期开始，身高随着生长发育而逐渐增长，一般在 20 岁左右时达到身高的最高峰。中老年以后，身高会逐步地以一定的速度下降。但是，并不是所有的身高变矮都是正常的生理现象。当迈入老年，身高的降低更可能是骨质疏松症唯一的症状。

那么，身高降低的原因到底是什么呢？何时发生以及何种程度的身高降低才是异常的呢？

身高降低的原因主要包括以下两个方面：①由于椎间盘变性导致椎间盘变薄，如果累及数个椎间盘即导致身高的降低。这是老年性身高降低不可预防和治疗扭转的原因。②椎体压缩性骨折，由于椎体发生楔形改变导致高度降低，最终可能导致驼背或畸形。

国外研究发现，无论男女，身高从 30 岁起即开始下降，并且随着年龄的增长下降的速度逐步加快。从 30 岁到 70 岁，男性累计身高降低约 3 厘米，而女性可达 5 厘米。

如果老年人的身高比前 1 年低 2 厘米，或是比年轻时最大身高低了 3～5 厘米，就需要警惕是否罹患了骨质疏松症，发生了椎体压缩性骨折。因为老年患者中 70％ 的椎体压缩性骨折都是无症状的，唯一的表现可能就是身高的降低。

椎体压缩性骨折的病因多为骨质疏松症，好发于绝经后妇女和老年男性。而骨质疏松性骨折（又称为脆性骨折）是原发性骨质疏松症最主要和危害最大的并发症，好发于椎体、髋部及腕部。由于其发病率高，不仅影响老年人生活质量，大量耗费医疗费用，而且是导致老年人残疾和死亡的重要原因。此外，患者一次骨折以后再次发生骨折的风险会大大增加，所以必须对骨质疏松性骨折的患者进行及时抗骨质疏松症治疗，这是预防再次骨折、保持现有身高和避免残疾的最有效方法。

检测身高变化，是老年人最简便和直接的自我判断是否存在骨骼健康隐患

的方法。一旦发现异常,可以通过双能 X 线骨密度检测(DXA)进行骨密度检查,结合骨转换代谢指标,明确诊断并制定合适的治疗方案。远离骨质疏松症及其并发症的威胁,安享幸福晚年。

（汪　纯）

○ 摘编自《新闻晚报》2009 年 3 月 17 日

—— 专家简介 ——

汪　纯

汪　纯,医学博士,主任医师,硕士生导师,任职于上海交通大学附属第六人民医院骨质疏松和骨病专科。

上海市医学会骨质疏松专科分会委员兼秘书、中华医学会骨质疏松和骨矿盐疾病分会质控与诊断学组成员。

擅长绝经后妇女骨质疏松、继发于其他内分泌疾病的骨质疏松和单基因代谢性骨病(特别是骨硬化症)的诊断、鉴别诊断和治疗。

十六、对骨质疏松症，补钙要科学

生活实例

　　在某医院门诊，一位李姓阿姨，68 岁，一坐下就说："医生，我年纪大了，肯定有骨质疏松症，一直都吃钙片，您帮我开点钙片吧。"接诊医生没有直接给李阿姨开药，而是劝她进行了骨质疏松症的相关检查。几天后李阿姨来复诊，看了检查报告后大吃一惊：她不但没有骨质疏松症、不缺钙，反而血钙、尿钙的水平比正常水平还要高一些！如果长期这样盲目补钙剂，势必后患无穷。

　　其实，李阿姨并非个例。生活中盲目补钙的人不在少数，很多人自以为吃了钙片就不会发生骨质疏松症，或认为骨质疏松症只要吃钙片就可治愈，这都是非常片面甚至错误的想法。仔细挖掘骨质疏松症的发病"源头"我们会发现，骨质疏松症的发生除了与缺钙有关，还与遗传、环境、疾病和药物等有关。而长期缺钙，仅仅是骨质疏松症发生的一个原因。

　　因此，正确防治骨质疏松症的方法应该是首先到医院相关专科进行正规检查（骨密度和相关骨代谢指标），如果检查正常，那就需要在医师的指导下进行生活方式干预，以预防骨质疏松症的发生；如果检查异常，则需首先判断骨质疏松症的类型，并根据病情的严重程度，在医生的指导下规范用药。

　　补钙的确是骨质疏松症治疗的基础措施，但补钙也要讲究技巧。钙的摄入不仅来源于钙片，许多食物（比如牛奶、豆制品、虾皮、坚果类等）也富含钙。如果从食物摄取的钙已经充足，就不需要再补充钙片或含钙剂的保健品了。

　　盲目补钙片会造成钙过量，可能会引起多尿、肾结石、膀胱结石、输尿管结石，也可引起恶心、呕吐、便秘，极端情况可引起心动过缓、心律失常，甚至会心跳骤停。因此，在补充钙片之前，一定要到医院做血钙和尿钙检查，只有确实存在钙不足的情况下才可补充。

补充的钙剂必须是正规厂家生产的,并在医师指导下根据缺钙的程度和不同钙剂的特点进行补充。在补充钙片一段时间后,还必须再次检查,以避免过量。

此外,由于某些肿瘤如甲状旁腺肿瘤、多发性骨髓瘤、恶性肿瘤骨转移等也会同时伴有骨质疏松症,但这类患者的血钙往往较正常人明显增高。对血钙异常增高的患者是绝对禁止补钙的。

(游 利)

○ 摘编自《新民晚报》2013 年 9 月 30 日

— 专家简介 —

游 利

游 利,主任医师,医学博士,硕士生导师。上海交通大学附属第一人民医院内分泌科骨质疏松亚专科负责人。

中华医学会骨质疏松和骨矿盐疾病分会社区工作组副组长,上海市医学会骨质疏松专科分会委员、秘书、区县协作组组长,上海市医学会内分泌专科分会骨质疏松学组委员,中国老年保健学会骨质疏松分会常委。

擅长各种类型骨质疏松症和代谢性骨病、骨关节炎以及其他内分泌疾病(糖尿病、甲状腺疾病等)诊治。

十七、单纯补钙治不了骨质疏松症

　　王阿姨,50岁,因腰背酸痛被诊断为骨质疏松症6年,她听人说骨质疏松症补钙就可,于是钙片每顿都吃,骨头汤、牛奶等她每天必喝,但腰背酸痛仍未见好转,生活质量严重下降。后因酸痛难忍入院,追问病史发现王阿姨有反复肾结石碎石病史,入院检查发现血钙升高,甲状旁腺素升高,B超提示甲状旁腺腺瘤,诊断为原发性甲状旁腺功能亢进症。医生说王阿姨的骨质疏松症、肾结石的罪魁祸首是甲状旁腺腺瘤,请外科将腺瘤切除,同时给予抗骨质疏松症的综合治疗。术后半年随访,腰背酸痛已明显消失,肾结石也未再发。

　　很多中老人都会进入一个误区——有腰背酸痛就自我诊断骨质疏松症,并且认为只要补钙就好了。其实,这是错误的,骨质疏松症首先要明确病因及类型,其次要规范化治疗,单纯补钙治不了骨质疏松症。

　　骨的健康是骨吸收破坏与骨形成的动态平衡。骨吸收和骨形成就譬如拆旧房和建新房,而成骨细胞和破骨细胞就像两位建筑工人,一位不断地在建房,一位不断地在拆房。当拆房和建房速率相当时,相安无事;但当这种平衡被打破时,问题就出现了。譬如:当破骨细胞"拆房"速率大于成骨细胞"建房"速率时,即骨吸收大于骨形成时,骨量就少了,常见于女性绝经后骨质疏松症和大部分继发性骨质疏松症;而随着年龄的增大,比如60岁以上,成骨细胞"建房"速率降低,即骨形成小于骨吸收时,出现老年性骨质疏松症。

　　国内外骨质疏松症的诊断都采用统一的标准,即以双能X线骨密度检测(DXA)腰椎或股骨颈的骨密度检测(BMD),T值≤－2.5标准差为诊断标准,T值＝(测定值－骨峰值)/正常成人骨密度标准差。骨质疏松症分为原发性和继发性骨质疏松症。

骨质疏松症的诊断包括疾病诊断和病因诊断,根据 DXA 检查明确是不是骨质疏松症,但这时候还不能马上治疗,要进一步根据病史、症状体征和实验室检查明确是原发性还是继发性骨质疏松症。原发性骨质疏松症包括绝经后骨质疏松症和老年性骨质疏松症,前者是因为女性绝经后雌激素缺乏,引起快速骨吸收导致的骨质疏松症,后者是因为随着年龄的增长,主要是因为骨形成能力较差引起的骨质疏松症。而继发性骨质疏松症都有非常明确的引起骨量丢失的因素,比如反复尿路结石、血钙增高,要考虑甲状旁腺功能亢进症;有贫血、血沉增快、多发腰椎压缩性骨折,要考虑多发性骨髓瘤;有应用泼尼松等糖皮质激素等病史,要考虑激素引起的糖皮质激素相关性骨质疏松症。这些继发性骨质疏松症的治疗首先要治疗原发病,比如手术切除引起甲状旁腺功能亢进的腺瘤、药物治疗多发性骨髓瘤等,在治疗原发病基础上再治疗骨质疏松症。本案例中王阿姨就属于继发性骨质疏松症,要在治疗继发性病因甲状旁腺功能亢进症基础上治疗骨质疏松症才能标本兼治。

补钙是骨质疏松症的基础治疗。成熟骨重量的 60% 是矿物质,主要由钙盐构成,因此钙是骨骼生长发育和骨量维持必不可少的元素。大量循证医学证据表明,单纯补钙对骨量增加的影响非常微弱,也不能够预防非椎体骨折的发生。而合并维生素 D 及其他抗骨质疏松症药物后,能明显防治骨质疏松症及骨折的发生。所以,骨质疏松症远不是单纯补钙那么简单,应该依据骨质疏松症类型,有针对性地治疗。

总之,骨质疏松症的治疗是一个包括基础治疗、抗骨质疏松症药物治疗、康复治疗和预防摔倒的综合治疗。钙剂在骨质疏松症的治疗中处于基础地位,单纯补充钙剂不能治疗骨质疏松症。

（盛　辉）

○ 摘编自《家庭医学》2015 年第 6 期

—— 专家简介 ——

盛　辉

盛辉,博士,副教授,博士生导师,同济大学附属第十人民医院内分泌代谢科副主任。

中华医学会骨质疏松与骨矿盐疾病分会青年委员,上海市医学会骨质疏松专科分会委员,上海市医学会内分泌专科分会青年委员会副主任委员。

擅长疑难骨质疏松症、代谢性骨病、甲状旁腺疾病、甲状腺疾病及疑难糖尿病等内分泌疾病诊治。

十八、钙和维生素 D：治疗骨质疏松症的好搭档

尽管骨质疏松症已成为严重的公共卫生问题，但是当前人们对骨质疏松症还缺乏认识，在许多方面还存在误区。

例如：许多人以为骨质疏松症就是缺钙，因此只要补钙就能防治骨质疏松症。确实，骨质疏松症与钙有直接关系，人体内的绝大部分钙都储存在骨组织中，骨钙中约有 99％是相对稳定的，其余 1％是不稳定的。旧骨中不稳定钙不断进入血循环和细胞外液，肠道吸收的钙又不断通过血循环沉积在骨中。如此循环，周而复始，旧骨不断破坏，新骨不断形成。在人的一生中，骨骼系统好像小区重建，不断要破旧立新，旧的要拆，也同时要造新的。正常成年人每年有 25％骨小梁及 3％骨皮质发生重建。那么又是谁在不断破坏旧骨呢？答案是"破骨细胞"在起作用；又是谁在使新骨不断形成呢？是一种"成骨细胞"在起作用。因此钙的代谢是这两种细胞起作用的结果。在此重建的过程中，成骨细胞分泌蛋白质，用以刺激前破骨细胞，将前破骨细胞转变为功能齐备的破骨细胞，拆掉旧骨，让成骨细胞重建骨骼。这个过程与激素也有着直接联系。因此，当绝经后妇女雌激素减少时，常诱发了骨质疏松症。

老年性骨质疏松症则主要是由于细胞、组织、器官的老化与功能衰退，特别是肾脏的功能衰退所致。肾脏功能衰退影响肠道钙吸收，加之肠本身吸收功能衰退，进一步影响肠道钙吸收，形成负钙平衡，血钙下降；另一方面，成骨细胞功能衰退，骨形成减少，骨吸收大于骨形成，于是发生骨质疏松症。其实，影响骨质疏松症的因素还有很多，这些因素包括药物、饮食、种族、性别以及生活方式。打个比方，我们的骨骼如同一个水池，同时有进水管和出水管，骨质疏松症的患者如果单纯补钙，就像单纯补充进水管中的水，有一定作用。但是，光提供进水，而不关掉出水管，池子里的水仍不能增加，这时候抗骨吸收的药物就充当了关掉出水管的作用，可以干预破骨细胞和成骨细胞的工作，让"池子里的水"不断增加。因此，抗骨质疏松症，不能单纯地补钙。

那么，又会出现另一误区，就是抗骨质疏松症，是否只需要药物，不需要钙剂呢？答案同样是"否"。尽管单纯补钙并不能替代其他抗骨质疏松症药物治疗，

然而钙剂的补充却是我们所有抗骨质疏松症药物治疗的基础。目前,钙剂越来越为医学界所重视。美国国家卫生研究院发表的《骨质疏松症预防、诊断和治疗共识》推荐:钙剂是获得骨量峰值和防治骨质疏松症的重要营养素。中华医学会骨质疏松和骨矿盐疾病分会在 2011 年的《原发性骨质疏松症诊治指南》中明确指出,钙剂和维生素 D 是骨健康的基本补充剂。在中国,居民的膳食钙摄入普遍不足,2002 年《中国居民膳食营养与健康状况》调查结果显示:我国城乡居民每日钙摄入量约 400 毫克。而中国营养学会推荐绝经后妇女和 50 岁以上的老年人每天元素钙适宜摄入量为 1 000 毫克,因此,我们需要额外补充钙剂。选择钙剂需考虑以下因素:单剂内含钙量、钙剂中维生素 D 补充量、钙盐组成纯度以及胃肠道反应等。国内外公认,一般人长期服用钙剂 1～2 克/天,是安全的,很少见不良反应。只要在进餐后即服,钙吸收不会受到胃酸缺乏或者抑酸药的使用的影响。同样,维生素 D 在控制钙平衡和骨代谢中也起了重要作用,维生素 D 不仅能帮助肠道钙的吸收,而且能增加骨骼肌的肌力,从而减少了跌倒和骨折的风险。因此,在服用钙剂时,如果辅以维生素 D,更有益于骨骼的健康。在临床应用时,还需定期监测血钙和尿钙。除此以外,保持健康的生活方式、均衡膳食、合理营养、适度运动同样重要。

因此,一方面我们应重视足量钙和维生素 D 的补充,另一方面也要认识到钙在骨质疏松症的防治中是一种基本的、辅助的措施。只有药物与补钙相结合,才能有效治疗骨质疏松症。

(张　浩　章振林)

○ 摘编自《大众医学》2012 年第 1 期

十九、骨质疏松症防治中的"钙误区"

由于一些片面的宣传及对骨质疏松症的一知半解,在骨质疏松症防治中出现了不少认识上的误区,以致影响了防治的效果。

误区之一:骨质疏松症就是骨头缺钙,只要补钙就行了

许多人知道年纪老了要防治骨质疏松症,但是却片面地认为"骨质疏松症就是骨头缺钙,只要补钙就行了",甚至连一些医生也这么认为。

骨质疏松症可分原发性骨质疏松症、继发性骨质疏松症和特发性骨质疏松症。原发性骨质疏松症最为常见,占骨质疏松症中的 90%,为骨质疏松症防治的重点。它又分为两型,Ⅰ型称为绝经后骨质疏松症,Ⅱ型称为老年性骨质疏松症。继发性骨质疏松症,是由于某些疾病或服用影响骨代谢的药物所引起的。特发性骨质疏松症,是一类原因不明的骨质疏松症,发生于青壮年或少年,比较少见。如果不进行临床鉴别,很容易把其他疾病耽误了。

即使是原发性骨质疏松症,也不是单纯补钙就完了。世界卫生组织指出:钙剂是骨质疏松症的膳食补充剂。补钙是预防骨质疏松症的基本措施,不能单独作为骨质疏松症治疗药物,只能作为基本的辅助药物。因此,首先要找出致病原因、控制病因,这样骨质疏松症才可逐渐好转。

防治骨质疏松症一般需几个方面同时进行:①富含钙的均衡饮食;②多做户外运动和适当锻炼;③药物治疗。药物有两大类:一类是抑制骨吸收的药物,减少骨质的分解,减少骨量流失。另一类是促进骨形成的药物。目前防治骨质疏松症的药物主要为抑制骨吸收的药物,如双膦酸盐类、雌激素、降钙素、选择性雌激素受体调节剂等。同时,还需要补充充足的钙和维生素 D。

误区之二:补钙就是补钙片

一些患者看骨质疏松症门诊,常常冲着钙片而去。门诊医生经常遇到这样的问题:"我该吃什么钙片?吃几片?"其实,患者应尽可能通过膳食来补钙。含钙比较丰富的食物有奶类、鱼类、肉类、豆类及海产品等,但首选是奶制品。一毫升牛奶含有一毫克钙,一瓶 227 毫升的牛奶就含有 227 毫克钙;而一千克排骨加一千克水,用高压锅烧一小时,骨头汤里只有 10 毫克钙,大部分为脂肪。也许有人因乳糖酶缺乏,喝了牛奶会拉肚子,那可以先吃点碳水化合物再喝,也可以用酸奶和其他奶制品替代。值得注意的是,吃得太咸也会造成钙流失。膳食中如果钙摄入量不足,应改变膳食结构,进食富含钙的食物,避免偏食。

一般地说,每天需要在膳食之外再补充钙 600 毫克左右。各种钙制剂的吸收率是差不多的,一般在 32％左右,常用的钙源是碳酸钙,其含钙量及溶解度均较高,不良反应少,价格低廉。

误区之三:钙吃多了会长结石

多少年来,医生一直告诫有肾结石的患者要限制钙的摄入,而且对肾结石的分析也发现结石的 80％是钙质。

但近些年来这一认识受到质疑。医生们发现一个正好相反的结论——增加钙的摄入(在合理范围内)可以减少患肾结石的危险。

美国一个为期 4 年的针对没有肾结石的 4 万多名男性的研究发现,饮食中钙摄入充足(每天平均摄入 1 326 毫克钙)的人比低钙饮食(每天平均摄入 516 毫克)的人患肾结石的机会少 1/3。另一项来自美国的对 9 173 名妇女连续 12 年的调查发现,每天从食物(主要是乳制品)中摄入超过 1 098 毫克钙的妇女,比每天摄入少于 498 毫克的妇女来说,患肾结石的可能性少了 35％。因此饮食中钙摄入充足非但不会增加肾结石,反而会减少它的发生。

发生结石不是因为钙太多的缘故,而是人体中钙代谢发生了紊乱,造成了不正常的"钙搬家"。此时骨钙在减少,血钙和软组织中的钙却增加了。肾结石发生的机制是复杂的,而给予充足的钙摄入,增加人体钙的吸收量,刺激血钙的自稳系统,抑制甲状旁腺的过量分泌,最终可达到降低血液和软组织中钙含量,减少了结石的发生,同时又达到了增加骨量的目的。

每个人除了饮食之外,需要补充多少的钙才能既安全又满足维持骨骼健康的需要,是一个非常个体化的问题。根据中华医学会骨质疏松和骨矿盐疾病分会的推荐,绝经后妇女和老年人每日钙摄入的推荐剂量为 1 000 毫克。

(黄琪仁)

○ 摘编自《文汇报》2004 年 12 月 22 日

二十、治骨质疏松要法：抑制骨吸收、促进骨形成

骨组织中有两种细胞，一是破骨细胞，另一是成骨细胞。破骨细胞是负责吸收骨质（即溶骨）的细胞，骨质被吸收后在松质骨和密质骨中留下大小不等的空隙，叫陷窝。成骨细胞是负责产生新骨质的细胞，使破骨细胞吸收骨质后的陷窝得以填补修复。生理情况下，这两种细胞的功能互相协调平衡，通过代谢机制共同维护正常水平的骨密度和良好的骨结构，使骨组织具有一定的坚韧性和弹性，因而具有良好的抗骨折能力。

骨质疏松症主要发生在绝经后妇女和老年人群中，由一些代谢内分泌疾病诱发的继发性骨质疏松症也很常见。绝经后早期和继发性骨质疏松症的病理特点是破骨细胞骨吸收功能不同程度地活跃或亢进，发生高吸收型骨质疏松症，引起较多骨量流失和骨结构损害，除可发生骨关节酸痛外，并容易发生骨折。对这一类骨质疏松症的主要治疗方法是抑制破骨细胞骨吸收功能，双膦酸盐是目前临床常用的一类药物，如阿仑膦酸钠、唑来膦酸钠、利塞膦酸钠和伊班膦酸钠等。这些药物对破骨细胞骨吸收有明显抑制作用，作者实验室应用破骨细胞体外培养技术，对阿仑膦酸钠药物抑制骨吸收陷窝形成的研究表明，8～10 摩尔/升的骨吸收抑制率为 60％左右。一项阿仑膦酸钠治疗绝经后骨质疏松症长达 10 年的多中心研究表明，对腰椎骨密度可提高 13.7％，全髋骨密度提高 6.7％，降低骨折发生率达 37％和 48％，因此被临床医生作为治疗骨质疏松症的一线治疗药物。此外，由于一些肿瘤细胞的生物学行为与破骨细胞相似，容易转移到骨骼，患有骨质疏松症时更容易发生骨转移，因而阿仑膦酸钠、唑来膦酸钠等也可应用于预防肿瘤骨转移。

老年骨质疏松症是由于成骨细胞骨形成功能明显衰退引起，在高龄老年人群中的发生率很高，且易发生骨折。据流行病学研究资料，80 岁以上女性骨质疏松症的患病率达 53.3％，其骨折的患病率高达 36％～39％。因此，促进骨形成是老年骨质疏松症的主要治疗方法。这一类药物具有增加骨形成细胞数量和促进成骨细胞合成分泌类骨质，并促进矿化，形成新骨质，填补修复骨质中的陷窝和改善骨结构，因而提高骨密度和骨质量，降低骨折发生率。临床常用的促进

骨形成药物有甲状旁腺素、降钙素药物(如密盖息和益盖宁)、维生素 D 药物(如阿法骨化醇和骨化三醇)、雷奈酸锶和补肾益气中药等。有些药物既有促进成骨作用，又有缓和抑制骨吸收的作用，对骨形成功能较低和骨吸收功能稍偏高的老年人骨质疏松症治疗更为适用。

骨质疏松症是一种多病因、多因素、病理机制较为复杂的代谢性骨病，其严重后果是容易发生骨折，给患者和老年人的生活质量造成极大危害，因而需尽早检测骨密度和作有关骨代谢生化标志物测定，并依据病因、体征和易发因素等进行早期诊断和防治，同时给予合理营养和健身运动等指导。

(王洪复)

○ 摘编自《中老年自我保健》2003 年 10 月

—— 专家简介 ——

王洪复

王洪复，研究员，博士生导师，曾任复旦大学上海医学院(原上海医科大学)放射医学研究所所长。

上海市医学会骨质疏松专科分会资深委员，曾任中华医学会骨质疏松与骨矿盐疾病专业委员会常务委员、上海市医学会骨质疏松专科分会副主任委员。

擅长骨质疏松症、维生素 D 缺乏症和骨软化症等临床诊断和防治，骨细胞体外培养和骨质疏松动物模型等实验技术、骨质疏松病理机制和治疗药物研究。

二十一、服骨化三醇，不可过量补钙

现代医学研究表明，骨质疏松症是遗传因素和环境因素共同参与的多因素复杂疾病。骨质疏松症与钙有直接关系，骨骼缺钙就会出现骨质疏松症。目前，临床上治疗骨质疏松症的基础用药之一是骨化三醇。骨化三醇具有强大的促进钙吸收的药理作用，临床疗效佳。一般地说，通过日晒或通过食物摄入的维生素D都是普通维生素D，不能直接发挥生理作用，需要在体内经过肝脏和肾脏的代谢才能转化为活性形式，正常人都具备这种转化能力，只有肝肾功能明显减退的患者才需要采用活性维生素D。骨化三醇是维生素D发挥活性作用的最终形式，其促进肠道对钙吸收的活性约为普通维生素D的100倍。正是因为其活性高，不受体内代谢的调节，如盲目补充容易出现不良反应，所以使用期间必须进行相应监测。

骨化三醇主要用于治疗钙不足、维生素D不足骨质疏松症，或有肾脏疾病不能充分地将普通维生素D转化为活性维生素D的患者。遗憾的是，一些患者对骨化三醇的使用存在认识误区，最常见的是认为"在服用骨化三醇期间多补充点钙，可能对防治骨质疏松症的效果更好"。其实，服骨化三醇期间，补钙并非多多益善。

人体对钙的需求和利用是有限的，钙元素的缺乏固然会影响骨骼健康，但过多钙的补充和吸收也会增加人体其他器官的负担。人体具有一系列调节机制来维持体内钙的平衡，血钙是钙平衡过程中最重要的，也是最后一道防线。人体会通过各种途径将血钙稳定在一定范围内。当摄取、吸收的钙超过人体需求量时，人体会通过肾脏加速钙的排泄，同时减少肠道对钙的吸收来维持血钙水平，避免高血钙的发生。

正常情况下，单纯高钙饮食，如增加奶制品的摄入、补充钙剂不会引起高血钙。但是，如果在服用骨化三醇这类强效的促进钙吸收药物的同时，不加节制地盲目补充钙，大量钙元素被吸收入血，超出人体对钙平衡的调节能力时，就容易发生高尿钙，甚至高血钙。长期高尿钙将增加肾结石的风险，而更为严重的高血钙则对心血管系统、中枢神经系统、消化系统等都会产生不利影响。

故此，服用骨化三醇时，需要牢记三点注意事项。

（1）骨化三醇是帮助肠道吸收钙的药物，不是钙片，也不是普通的维生素D，需要在医生指导下用药，切不可盲目滥用。临床上，医生会根据每个人的身体情况、血维生素D水平、甲状旁腺素（PTH）、血清钙、血清磷等指标来进行综合判断，确定是补充普通维生素D还是活性维生素D，以及补充剂量。

（2）骨化三醇治疗并非"一劳永逸"。医生需要经常根据患者钙平衡的动态变化进行药物剂量的调整。人体在不同的年龄段、不同的骨代谢状态甚至在不同的季节，对钙和维生素D的需求量是不同的。例如，在春夏两季，日晒较充分，可以少补充点钙和维生素D，而在秋季和冬季则需要多补充点钙和维生素D。原则是缺多少、补多少。

（3）服用骨化三醇，特别是和钙剂一起使用时，患者需定期检查24小时尿钙、血钙、血甲状旁腺素等指标，以便医生调整用药剂量。当人体钙过多时，尿钙的升高远远早于血钙的升高。因此，服用骨化三醇的患者定期随访24小时尿钙是十分必要的，既可作为补钙疗效判定的依据，又可作为安全性监测的指标。

特别提醒

骨质疏松症患者在服用骨化三醇期间需根据医嘱科学补钙。若出现尿路结石、心律失常、眩晕、头痛、肌无力、倦怠、食欲不振、恶心呕吐等症状，应及时就医。

（杜艳萍　程　群）

○ 摘编自《大众医学》2014年9月

二十二、骨折患者身在病中不知病

据统计,50％～70％的 60～69 岁老年人有骨质疏松症,其中有 75％的人从不就医;50 岁以上的妇女,有 40％的骨折是骨质疏松症引起的。多数骨折患者不治疗骨质疏松症,甚至连一些医生也缺乏这个意识。

骨质疏松症最常见的骨折是椎体压缩性骨折。很多人认为这是用力不当等外因造成的。其实在骨折之前,脊柱的骨量已逐渐丢失,椎体内部骨小梁变细、断裂、孔裂增大增多,疏松的椎体就像被白蚁蛀空的房梁,经不起风吹雨打,稍有外力,如在提东西或弯腰抱起小孩的那一刻,脊椎骨一下子塌陷。每节椎体向前方压缩 1 毫米,即可导致脊柱前倾、身高缩短,甚至驼背。另有一些常见的骨折部位,如股骨上端支撑躯干重量的股骨颈部,跌跤时习惯用手掌撑地的腕部桡骨远端部位,以及肋骨等处。牙齿尽管不是骨骼,但它与骨骼是人体中 99％的钙的储存处,骨质疏松症的同样原因也会造成牙根固定在牙槽骨中的能力下降,发生牙根松动,继而发生一系列牙齿的疾病。

这些骨折患者常身在病中不知病,所以也不去检查治疗,甚至几次骨折,造成日常生活不能自理时,还未想到骨质疏松症。如果我们从发生第一次骨折开始预防,就进行骨质疏松症的防治,那么骨折和再次骨折的风险就会大大下降。

（黄琪仁）

○ 摘编自《文汇报》2004 年 12 月 22 日

二十三、老年人骨质疏松性髋部骨折手术治疗的优点

林老伯已经 88 岁高龄，一天在洗澡时不慎跌倒。当时即感左侧大腿疼痛，无法行走，来医院后明确诊断为左侧股骨颈骨折。骨科医生建议手术治疗，可是他的子女们顾虑重重，担心他年事已高是否能够过得了麻醉、手术和康复等一道道关卡。但是林老伯自己想到：如果不手术就意味着从此以后要坐轮椅，再也无法行走，一切活动均要依靠家人帮助，生活质量将会大打折扣，因此愿意和医生配合完成手术。在医生和患者的共同努力下，林老伯顺利地完成了手术和康复训练，又重新站了起来。

由于行动不便及骨质疏松症的关系，高龄老人在摔倒后很容易骨折，除腕部骨折外，髋部骨折（也就是俗称大腿骨骨折）是最常见的。大腿骨骨折，非手术治疗常难以理想复位，而且缺少恰当的外固定方式，打石膏要打到下半身。牵引治疗难以维持较好位置，且必须卧床，下肢不能活动，大小便不方便，严重影响日常生活。"伤筋动骨一百天，卧床三个月"，对老人来说简直是难以接受的。

由于长时间卧床，胃肠功能紊乱，食欲不佳，有可能导致贫血和低蛋白血症等营养功能障碍，不利康复。长时间卧床使骶尾部长时间受压，出现缺血性坏死，导致难于愈合的褥疮。老年患者，尤其是女性患者，还常会发生尿路感染。由于卧床，极易诱发肺部感染，即"坠积性肺炎"。另外，患者双腿运动减少，血液循环减慢，容易形成血栓，使下肢肿胀。若血栓脱落流到肺里，造成肺栓塞，就会危及生命。

鉴于上述种种原因，目前临床对髋部骨折提倡手术治疗。手术治疗具有很多优点，可使骨折对合得更好，当骨折断端被固定或被人工假体所代替，骨折断

端间的相对活动就消除了,有效地解除了疼痛的根本原因。假体置换者,两周以后就可以下地行走;髋钉、伽马钉、交锁髓内钉固定者术后就可以翻身、坐起、实施功能锻炼,两周左右就可在拐杖或步行器辅助下下床活动,疼痛的消除、翻身的随意、早期功能锻炼使患者摆脱了精神上与躯体上的折磨,同时也大大方便了护理与清洁工作的进行,提高了患者的生活质量。

总之,老年人是个特殊的人群,髋部骨折越来越提倡手术治疗。这可以有效减少或避免非手术治疗所引起的并发症,方便护理,利于康复锻炼,大大提高生活质量。当然,手术是种新的创伤,必然增加患者本已衰退的脏器的负担,必须充分评估患者承受能力,选择恰当的手术治疗方式,才能达到预期效果。

(张　权)

○ 摘编自《家庭医生报》2004 年 9 月 13 日

—— 专家简介 ——

张　权

张权,复旦大学附属华山医院骨科主任医师,医学博士,硕士生导师。

中华医学会骨科学分会骨质疏松学组委员、上海市医学会骨科专科分会创伤学组委员、中国生物材料学会骨修复材料与器械分会委员、传统医药治疗骨与软组织疼痛学术交流项目专家委员会委员。

擅长骨科创伤的治疗与复健、骨质疏松症的预防与治疗、各种骨折及软组织损伤的救治及后遗症处理。

二十四、预防家中老人跌倒的小细节

跌倒,是老年人最怕的"意外"之一。

跌倒易引起老年人的骨折,而不同年龄段的老人,高发的骨折部位也不同。60多岁的老人活动还比较频繁,摔倒时的反应也相对较快,有时会用手去支撑,故手腕部、肩关节骨折概率较高;而对于70多岁的老人来说,跌倒后导致脊柱骨折的概率更高;对于80岁以上以及身体不佳的老人来说,外出活动时间较少,跌倒及骨折多发生于家中,骨折位置往往在髋部。

相比于年轻人的跌倒(多是高处跌落),老年人的跌倒更多是平地跌倒。然而,老年人骨折的危害却不可小觑。老年人骨折后往往需要长期卧床,易导致褥疮、腹胀便秘、心肺功能衰竭等一系列并发症,严重影响生活质量甚至危及生命。很多人觉得哪儿摔倒,哪儿就会骨折,比如很多七八十岁的老年人跌倒后,觉得尾骨处疼痛,其实此时不一定是尾骨骨折,也可能是胸腰段有压缩性骨折,也可导致尾骨疼痛。胸腰段骨折就有可能导致驼背的后遗症,而且日后容易反复骨折。

老年人平衡能力下降,有些老人驼背,导致步态变形,身体重心前移,步伐细碎,更易摔跤。另外,老年人下肢力量弱,提不起脚,容易在地上拖着走,此时如果地面稍有不平,就容易绊倒。所以,对老年人来说,跌倒不是"小心一点"就能避免的。子女们赶紧为家中老人留心一下吧。其实,我们完全有办法预防很多的跌倒,让家中老人安稳度晚年。那么到底哪些老年人的跌倒是可预防的? 如何预防呢?

(1) 很多疾病易导致跌倒,如: 帕金森病、腰椎疾病、颈椎病、骨质疏松症等。积极治疗疾病,该做手术就不要犹豫拖拉。

(2) 因血管疾病、体位性低血压、颈椎疾病等容易眩晕的老人,早上醒后应在床上静待30秒再起床,起床后站立30秒再行走。这些老人如厕应该尽量选择坐便器而非蹲式厕所,减少跌倒的概率。

(3) 正确地认识自己的身体与疾病,关节疼痛、走路不稳时,正确使用拐杖(应拿在不痛的一边),辅以适当体育锻炼,可以大大减轻身体的负担,增加走路的稳定性。

（4）人们习惯在家中穿拖鞋,但老年人穿拖鞋则更容易摔跤,子女们不妨为老人选择一双走路稳、鞋底软、贴合足弓的室内鞋穿着。另外,保持室内光线充足,家中装修避免小地毯与反光地砖、外露电线,用淋浴房代替浴缸,在马桶旁设置一个扶手等,都是帮助减少老年人跌倒的小细节。

（林伟龙）

○ 摘编自《东方广播》2015 年 1 月 14 日

— 专家简介 —

林伟龙

林伟龙,主任医师,复旦大学附属华东医院骨科主任。

上海市医学会骨科专科分会委员和脊柱学组委员、骨质疏松专科分会委员。上海市康复医学会脊柱脊髓损伤专业委员会副主任委员、上海市中西医结合学会骨伤科分会副主任委员。

擅长颈椎病、腰椎间盘突出症等手术治疗。

二十五、中医传统功法与现代康复医学的碰撞：五行健骨操

　　五行健骨操是以易筋经、八段锦、练功十八法、少林内功、太极拳等为基础，并结合现代康复医学的相关理论及研究而创编的，适用于各年龄段的健康人及亚健康人群、增龄性骨病人群，已作为上海市基层中医药适宜技术进行推广，同时也已经录入国家中医药管理局中医药传统知识保护平台。

　　五行健骨操共分为八节，每节都有其独特的中医理论基础及其现代研究阐述，本操的前五节充分体现了中医五行相生的特点，即：心（火）、脾（土）、肺（金）、肾（水）、肝（木），通过五行学说，说明五脏的生理功能，确定五脏的五行属性外，还以五脏为中心推演整个人体的各种组织结构与功能，同时又将自然界的五方、五时、五气、五色、五味等与人体的五脏六腑、五体、五官等联系起来，这样就将人体内外环境联结成一个整体，体现天人合一。而后三节则通过结合中医理论的经脉学说和丹田学说，阐述其理论基础及意义。

　　本操预备式展头、颈、肩、腰、膝、腕、踝之筋，温周身之气血，御外邪之侵。第一节：宁心静神益源火，本节动作五行属火，取心肾相交，水火既济而气定神敛入骨之意，入静入松，意识轻灵，故入之为始。第二节：调理脾胃巧培土，本节动作调理脾胃，五行属土，接上式为火生土，土能制水，也能荣水，以达健脾补肾强骨之功。第三节：运气前推妙生金，本节动作重点调理肺气，五行属金，接上势为土生金，取金能生水而健骨之义，以意运气，以气生劲，循经络而达于四肢，强健筋肉。第四节：吹字壮腰滋肾水，本节动作五行属水，接上势为金生水之意，吐故纳新，填精补髓，补益肾气。第五节：白鹤展翅增涵木，本节动作主要调理肝，五行属木，接上势为水生木，子能令母实，以舒肝柔筋、伸筋拔骨。第六节：松柏攀天理三焦，三焦乃元气之别始，元气又乃一身之根本，通过调理三焦，进而通行元气，起到补益之功。第七节：悠然七颠消百病，本节动作取醒脑震脊调督脉之功。第八节：缓缓揉腹骨自强，顺时十泻、逆八补；急摩为泻，缓为补，通过培护脾肾达到补气益精的目的，进而达到强骨的作用。

　　"五行健骨操"取义五行相助，生生不息，从而强筋健骨之意。不仅简单易学，安全性较高，更重要的是还可以改善骨质疏松症患者的症状，提高生活质量，

从而达到防治骨质疏松症的目的。患者做操时通过肌肉的收缩可以使骨骼处于负重、应力刺激状态，不仅可以强化肌肉力量，抑制破骨细胞的活性，减缓骨质疏松症的进程，还可以提高患者的平衡能力，减少跌倒和骨折意外的发生率，一定程度上提高患者的生活质量。

为宣传和推广五行健骨操，我们已经出版了《五行健骨操》书籍，随书附送五行健骨操光盘，同时借助各种文化活动的平台，在公园、老年学校等公众场合宣传骨质疏松症和五行健骨操，免费指导广大居民练习，使更多居民了解并参与此项活动。

与此同时，岳阳医院老年科与社区进行合作，自 2009 年开始，先后与新泾社区卫生服务中心、凉城社区卫生服务中心、大场镇社区卫生服务中心、曹杨社区卫生服务中心、浦东中医医院以及高境镇社区服务中心等建立合作关系，涵盖了上海市虹口区、长宁区、宝山区、浦东新区等地区，共同组成骨质疏松症防治团队，深入社区服务站，积极开展各项推广活动，获得广大患者的一致好评，且未发生不良事件，证实该操安全性高、简便易学、适宜中老年人群训练。

五行健骨操袭旧开新，寓动于静，生生不息，炼神养魄，浅显易通，普及万家。其"简、便、廉、效"之特点，适宜广大中老年群体，从本防治，抵御疾病之侵袭，自身体质强健，病邪既无，从而神清气宜、延年益寿。

（史　晓）

○ 摘编自《五行健骨操》2014 年 6 月第 1 版

--- 专家简介 ---

史　晓

史　晓，主任医师，硕士生导师，上海中医药大学附属岳阳中西医结合医院老年科副主任，上海中医药大学岳阳临床医学院中医全科医学教研室主任。

上海市中医药学会老年病分会副主任委员，上海市医学会骨质疏松专科分会委员。

擅长中西医结合诊治老年病，尤其是骨质疏松症相关疾病的诊治。

CHAPTER TWO

2

问名医

骨｜质｜疏｜松｜易｜感｜因｜素

1. 骨质增生和骨质疏松症是一回事吗

很多患者认为骨质增生就是骨质疏松症,也有的误以为骨质疏松症治疗过度就会变成骨质增生。其实,这些观点都不正确。骨质增生和骨质疏松症是两种不同的疾病。骨质增生症又称为增生性骨关节炎、骨性关节炎等,是由于构成关节的软骨、椎间盘、韧带等软组织变性、退化,关节边缘形成骨刺,滑膜肥厚等变化而出现骨破坏,引起继发性骨质的增生,导致关节变形,当受到异常载荷时,会引起关节疼痛、活动受限等症状。而骨质疏松症是一种因骨量低下、骨微结构破坏,导致骨脆性增加、易发生骨折为特征的全身性骨病。

两者的共同点就是都好发于老年人,但骨质增生在运动过度或从事体力劳动的青年人中也较多见。骨质增生的好发部位往往在负重较大的关节如颈椎、膝关节、腰椎等。骨质增生一般不会引起症状,但是当增生的骨刺压迫到了局部组织或神经,就会感觉疼痛或出现神经受压的各种症状。而骨质疏松症的临床症状往往也不明显,以腰背痛、身高变矮多见,最严重的并发症就是发生骨质疏松性骨折。骨质增生的治疗以避免剧烈运动、改善生活方式、理疗为主,辅助以非甾体类消炎止痛药等药物治疗。骨质疏松症的治疗则以抑制骨吸收或促进骨形成的药物治疗为主,辅助以钙和维生素 D 及运动、营养、生活方式改善。不可否认的是,老年人经常会同时有这两个疾病。

（张　浩）

2. "老缩"是正常现象吗

很多老人认为,随着年龄的增加身高逐渐变矮是正常现象,也就是通常所说的"老缩",这个观点不完全正确。首先,我们看一下脊柱的结构:人类脊柱由33块椎骨(颈椎 7 块,胸椎 12 块,腰椎 5 块,骶骨、尾骨共 9 块)借韧带、关节及椎间盘连接而成。脊柱具有支持躯干、保护内脏、保护脊髓和进行运动的功能。人老了以后会逐渐出现各种组织器官的退化,其中的一种退化便是脊柱的退化,主要表现在两个方面：一是椎间盘的退化；二是椎体骨质的改变。由纤维组织构成的椎间盘将脊椎分隔开来，可以起到减震的作用。椎体和椎间盘的长度比例大概是 4∶1。

大多数人到中年以后，椎体的椎间盘开始退化而变薄，每个椎间盘都变薄了，就会使整个脊柱的长度变短，所以人也就变矮了。但这个程度应该有一定的限度。如果老年时的身高较年轻时缩短了 3 厘米以上，就要警惕是否发生了骨质疏松症，甚至是否已经出现了胸椎或腰椎的压缩性骨折。很多人认为若发生骨折，自己总是知道的，但骨质疏松症引起的脊柱压缩性骨折却往往被患者所忽略。因为它可以在没有摔倒或外伤情况下，有时只是打个喷嚏、剧烈咳嗽、车子颠簸，甚至弯腰端个花盆，就会发生，症状也从轻微腰背酸痛到剧烈疼痛、无法翻身各异。很多患者在摄胸腰椎正侧位片后才知道自己曾发生过脊柱压缩性骨折。因此，如果老年时的身高较年轻时缩短了 3 厘米以上，需要到医院进行检查及治疗。

（张　浩）

3. 骨质疏松症会遗传吗

骨质疏松症是以骨强度下降、骨折风险增高为特征的骨骼系统疾病，是一种由遗传和环境因素共同起作用的复杂疾病。近年来，对骨质疏松症家系、孪生子及群体研究表明：遗传因素对骨密度、骨质量及骨折发生率等方面均发挥重要作用。目前已发现数十种骨质疏松症易感基因，在基因多态性研究中发现携带风险基因型的人群，具有更高的患骨质疏松症的风险。另外，研究还显示：母亲患有骨质疏松症，其女儿患病的风险也将有所升高。但是，并不是母亲患病，子女特别是女儿就一定发病，只是较普通人群具有更高的发病风险。而且，大家也可以通过改善饮食结构、增强运动来做到骨质疏松症的一级预防；即使已经出现了骨量丢失、骨量低下甚至骨质疏松症，也可以通过抗骨质疏松症药物来使骨密度、骨强度得以改善和提高。因此，骨质疏松症会遗传，需要引起大家足够的重视，但也不必过度焦虑。只要做到早预防、早治疗，就可以得到健康的骨骼。

（岳　华）

—— 专家简介 ——

岳 华

岳华,副主任医师,医学博士,硕士生导师,任职于上海交通大学附属第六人民医院骨质疏松和骨病专科。

中华医学会骨质疏松和骨矿盐疾病分会青年委员会副主任委员、上海市医学会骨质疏松专科分会青年委员。

擅长原发性、继发性骨质疏松症及少见单基因代谢性骨病的临床诊治。

4. 什么样的人容易得骨质疏松症

骨质疏松症"偏爱":

瘦小老太太,体重过轻[BMI 小于 19 千克/(米)^2];45 岁之前绝经的女性,或 50 岁之前切除卵巢又没有进行雌激素替代治疗的女性;有骨质疏松症家族史者:父母曾被诊断有骨质疏松症或曾在轻微跌倒后骨折,或者父母中一人有驼背畸形;长期大量饮酒,或者长期吸烟的人;不运动,不晒太阳,不喝奶,不补钙的人群;患有风湿、类风湿、甲状腺或甲状旁腺疾病、1 型糖尿病或克罗恩病的人;长期服用糖皮质激素、甲状腺素、抗惊厥药物、抗凝药物等患者;因雄激素过低出现勃起功能障碍或者缺乏性欲的男性。

（岳 华）

5. 女性为什么比男性易得骨质疏松症

首先,女性因为特殊的生理特性,饮食结构以及体能等与男性不同,在骨量、骨结构、骨大小等方面均较男性为弱;其次,女性在孕期、哺乳期消耗体内大量的钙质及营养;第三:女性较男性有明显的更年期,更年期及之后,雌激素迅速撤退,其对骨骼的保护作用急速消失,会引起快速大量的骨丢失。因此,女性比男性发生骨质疏松症的风险和概率明显升高。

但这并不代表男性就不会发生骨质疏松症。男性若在疾病状态下需要服用影响骨代谢的药物,比如糖皮质激素、甲状腺素、苯巴比妥、肝素等;酗酒、长期吸烟;因性激素水平低下,性功能障碍;经常宅在家里,静息式生活方式,不运动,摄入过多垃圾食品,饮用大量浓茶、咖啡、碳酸饮料等,这些因素都可以导致男性发生骨质疏松症。

（岳　华）

6. 从来没有骨折过，骨密度低要紧吗

骨质疏松症是一种全身性疾病，其特点是骨量减少和骨组织的微细结构破坏，导致骨脆性增加，容易发生骨折。虽然没有发生脆性骨折，我们仍然可以通过双能 X 线骨密度检测(DXA)测定骨密度，来进行诊断。低骨密度是已经明确的脆性骨折重要危险因素。因此，不要等到发生了骨折才开始进行抗骨质疏松症治疗。根据中华医学会骨质疏松和骨矿盐疾病分会 2011 年《原发性骨质疏松症诊治指南》的建议，T 值＝(测定值－骨峰值)/正常成人骨密度标准差，如果确诊为骨质疏松症患者(骨密度: T 值≤－2.5)，无论是否有过骨折；或骨量低下患者(骨密度: －2.5＜T值≤－1.0)并存在一项骨质疏松症危险因素，无论是否有过骨折，都需要考虑药物治疗。

（汪　纯）

7. "瘦人筋骨好"，这句话对不对

不对！我们通过体质指数(BMI)来判断体重是否正常。体质指数＝体重(千克)/身高(米)的平方。中国肥胖问题工作组建议的标准为: BMI 小于 18.5 千克/(米)^2 时为体重过低，18.5～23.9 千克/(米)^2 为体重正常，24.0～27.9 千克/(米)^2 为超重，大于等于 28 千克/(米)^2 为肥胖。众所周知，超重和肥胖均为高血压、糖尿病、高脂血症及心血管疾病的危险因素。但是，体重过轻也非健康状态，对于骨骼健康产生的不利影响不容忽视。

在国外进行的数个大型流行病学研究发现，无论男女，低体重均与骨质疏松症的发病率和骨折风险相关。BMI≤19 千克/(米)^2 是已经明确的骨折危险因素。年轻女性过度减肥，将导致峰值骨量较正常体重者降低。同时不当的减肥方法也带来很大危害。目前较为多见的减肥方法包括节食、运动和胃减容术等。节食又以低碳水化合物、高蛋白饮食多见，甚至有人提出了蛋白质减肥法。其实过度的节食和不当的手术治疗，都对骨质疏松症的发病和骨折的高风险有极大影响。当我们摄入高蛋白质、低碳水化合物饮食时，由于蛋白质和脂肪的含量高，使我们不容易产生饥饿感；同时由于大量进食蛋白质(肉类和奶制品)，血液

中尿酸和尿素氮的含量增高，为了帮助排泄废物而导致尿液增多，从而通过水分丢失达到减轻体重的目的，但与此同时钙等矿物质也随着尿液流失了。每增加1克动物蛋白质的摄入，由尿液中丢失 1.75 毫克钙。尿液中钙的含量过高，还容易导致肾结石。因此，蛋白质、碳水化合物和脂肪这三大营养元素合理分配，适量地吃，不要过度偏食某一种成分，同时配合合理运动，使热量的消耗大于摄入，才能长久地保持健康体重，这对骨骼的健康亦十分有益。

（汪　纯）

生化指标和骨转换指标检测

8. 什么是骨代谢标志物

　　骨骼不是静止不变的器官,它与全身所有组织一样,都处于不断的新陈代谢中。骨骼中存在两种功能对立的细胞,一种被称为成骨细胞,它就像建筑工人一样,建造和重建骨骼,这种细胞分泌Ⅰ型胶原(就像建房子注入的水泥),而且促进钙盐在胶原纤维间沉积,使骨骼变硬和坚强。另外一种被称为破骨细胞,它分泌蛋白酶和酸性物质对骨Ⅰ型胶原进行分解、吸收,使骨组织体积减小。在骨组织的分解-合成过程中,这两种细胞分泌的蛋白质(酶),Ⅰ型胶原母体(也称为原胶原)的碎片,会进入血液或尿液中,可被检测分析,这些物质可以反映骨组织代谢状态,所以也被称为骨代谢标志物(简称BTM),或骨转换标志物。

　　骨代谢标志物包括:①成骨功能标志物,有骨特异性碱性磷酸酶、Ⅰ型原胶原氨基端前肽、Ⅰ型原胶原羧基端前肽、骨钙素。②破骨功能标志物,有抗酒石酸酸性磷酸酶、尿吡啶并啉和脱氧吡啶并啉、Ⅰ型胶原羧基端肽、Ⅰ型胶原氨基端肽。随着科学的发展,会有更多的骨代谢标志物被发现。

(张克勤)

— 专家简介 —

张克勤

　　张克勤,主任医师、教授、博士生导师,同济大学附属同济医院内分泌科主任。

　　中华医学会骨质疏松与骨矿盐疾病分会委员、上海市医学会骨质疏松专科分会副主任委员、上海市医学会内分泌学专科分会委员、上海市糖尿病康复学会常务委员。

　　擅长骨质疏松症和其他骨病、糖尿病和甲状腺病的诊治,以及内分泌领域的各种疑难杂症诊治。

9. 进行骨代谢标志物检测有什么价值

骨代谢标志物反映的是当前人体内成骨活动或破骨活动情况,所以可用于监测抗骨质疏松症药物的治疗效果、预测骨折风险和预测骨丢失速度等。另外,由于绝大多数原发性骨质疏松症患者的骨代谢标志物水平多显正常,所以这些物质的水平升高提示患者可能属于继发性骨质疏松症,骨代谢标志物又可用于骨质疏松症的鉴别诊断。

值得一提的是,即使是同一人,不同日期的血液或尿液中的骨代谢标志物水平波动较大,其数据宜由专业医生进行合理的分析和判断,各种标志物各有其独特的价值,需要组合使用。

（张克勤）

10. 依靠骨代谢标志物可以诊断骨质疏松症吗

虽然骨质疏松症的诊断标准在不断变迁,多个国际学术组织推出了不同的诊断标准,但都强调以骨组织量(体积)的减少和/或骨强度减弱到一定程度作为骨质疏松症的诊断标准,而骨代谢标志物是由成骨细胞、破骨细胞分泌的产物,以及骨组织合成、分解过程中产生的胶原分子片段所组成,它所反映的是最近数日内骨组织的合成和分解状态,不能直接反映骨组织的量(体积)或骨强度,所以不能用骨代谢标志物诊断骨质疏松症,至少目前不能。

当然科学在进展,最近已发现隐藏于骨基质中的骨陷窝细胞能感受机械应力,并对机械应力做出反应。也许将来能从骨陷窝细胞(或其他细胞)中找到能代表骨强度的骨代谢标志物,到那时也许某种新的骨代谢标志物水平可作为骨质疏松症的诊断标准。

（张克勤）

11. 患者留血、尿标本时有什么要求

多数骨代谢标志物在血、尿中的水平有明显的昼夜节律,一般凌晨最高、上午急剧下降、傍晚达到最低。所以,留血标本时间一般定在上午 6 点～8 点(空

腹);如果留尿,则早晨 6 点时排尿弃去,在 6 点～8 点留尿,所留之尿要避紫外线保存送检(日光灯对测定无明显影响),留尿样之前要保持空腹,但可以喝水。

(张克勤)

12. 骨转换指标可以用于骨质疏松性骨折的预测吗

骨质疏松症治疗的一大问题就是患者的依从性差,骨密度(BMD)虽然可反映疗效,但治疗早期变化不明显,一般 1～2 年监测 1 次。而骨转换指标比骨密度变化更敏感,能更早反映治疗效果,骨转换指标可以在药物治疗后 1～6 个月发生明显变化,通过测量其变化情况,可以了解骨吸收抑制剂或骨形成促进剂的作用效果,有利于预测疗效,增加药物治疗的依从性。因此,早期监测骨转换指标可较早增加患者的信心,提高患者依从性。

国际骨质疏松基金会(IOF)推荐每 3 个月复查一次骨吸收指标血清 I 型胶原交联 C-末端肽(S-CTX)和骨形成指标 I 型原胶原氨基端前肽(PINP)。骨吸收指标(β-CTX)1～3 周有显著变化,3 个月到最低点,静脉注射药物更迅速。骨形成指标(PINP)1 个月有显著变化,3～6 月到最高点。抑制骨吸收治疗后,血清骨吸收指标降低 30%,血清骨形成指标降低 20%;尿骨吸收指标减少≥50%;促进骨形成治疗后,血清骨形成指标升高 40%。

越来越多的研究显示,骨转换指标可作为预测骨质疏松症骨折的工具之一。血清 PINP 水平每增加 1 标准差,骨折风险增加 23%;血清 CTX 水平每增加 1 标准差,骨折风险增加 18%;其中髋部骨折风险增加 23%。骨转换指标对 2.5 年内任意骨折预测作用最强;对 5 年内椎体骨折预测作用最强。骨转换指标与 BMD 联合观察,对绝经后女性髋部骨折的预测作用更佳。

(游 利)

13. 判断维生素 D 水平为什么用 25(OH)D,不用 1,25(OH)$_2$D

维生素 D 又称抗佝偻病维生素,是类固醇衍生物,主要包括维生素 D$_2$(麦角钙化醇)及维生素 D$_3$(胆钙化醇)。维生素 D 在肝脏和肾脏羟化酶的作用下最终

变为 $1,25(OH)_2D$。

临床判断维生素 D 水平选择 $25(OH)D$(25 羟维生素 D),而不用 $1,25(OH)_2D$($1,25$ 双羟维生素 D),主要有以下原因:血清 $25(OH)D$ 的含量大约为 $1,25(OH)_2D$ 的 $1\ 000$ 倍;半衰期更长,$25(OH)D$ 为 25 天,$1,25(OH)_2D$ 仅为 7 小时,提示 $25(OH)D$ 更稳定;且 $25(OH)D$ 受其他因素(比如钙、磷、甲状旁腺激素、皮质醇、不运动等)影响较少。目前认为,$25(OH)D$ 水平<50 纳摩/升,为维生素 D 水平缺乏;$25(OH)D$ 水平 50～75 纳摩/升,为维生素 D 水平不足;$25(OH)D$ 水平>75 纳摩/升,为维生素 D 水平充足。

（游　利）

14. 为什么骨质疏松症患者要检测甲状旁腺激素水平

甲状旁腺激素(PTH)是调节钙磷代谢、维持机体钙平衡的主要激素,其外周代谢主要在肾脏、骨及肝脏中进行。PTH 对肾脏的作用是在近曲小管对钙离子的重吸收,促进 $1-\alpha$ 羟化酶活性,使 $25(OH)D$ 转变为 $1,25(OH)_2D$,从而增加十二指肠及小肠对钙的吸收作用,提高血钙浓度。PTH 对骨的作用一方面是增加破骨细胞的数目和活力,促进骨吸收;另一方面可增加成骨细胞数目,促进成骨细胞释放骨生长因子,促进骨形成。甲状旁腺腺瘤或增生可导致 PTH 水平异常增高,进而引起高钙血症、严重的骨质疏松症,甚至多发性的骨折发生。PTH 的分泌与维生素 D 营养状态、代谢水平及慢性炎症密切联系,维生素 D 缺乏、低血钙、低血镁、高血磷均可导致 PTH 继发性增高,引起或加重骨质疏松症。因此,骨质疏松症患者定期检测甲状旁腺激素水平是十分必要的。

（游　利）

15. 骨质疏松症患者为什么要检测常规生化指标

骨质疏松症分为原发性骨质疏松症和继发性骨质疏松症。继发性骨质疏松症的治疗不仅需要规范地治疗骨质疏松症,还需同时针对原发病进行治疗。常规的生化检查有助于区分继发因素,比如肝肾疾病、营养不良、低磷骨软化症以及原发性甲状旁腺功能亢进症、糖尿病等内分泌疾病。如果在骨质疏松症诊治过程中不能把继发因素区分出来,可导致错误把继发性骨质疏松症当作原发性骨质疏松症治疗,治疗效果不佳。比如,低磷骨软化症的患者就因其有骨密度的下降、骨痛,甚至骨折的发生,经常会被误诊为骨质疏松症,影响正确的治疗。

（游　利）

骨|密|度|检|测

16. 什么是双能 X 线骨密度检测

双能 X 线检测(DXA)是迄今为止国际公认的检测骨质疏松症的"金标准"。

双能 X 线骨密度仪是一种安全、高效、具有两种射线能量的检测器。它可以准确地区分和测量出骨骼和软组织，并且能够在确保患者测量准确性和精确性的同时接受最少的 X 线剂量。在测量时能够自动删除人工假体，对于脊柱侧弯的患者也可以通过调整光标线达到最真实的骨密度数值。通过骨密度数值可以预测未来骨折风险，并且为临床治疗骨质疏松症患者用药疗效观察提供可靠依据。

（刘兴党）

—— 专家简介 ——

刘兴党

刘兴党，博士，教授，博士生导师。上海市核医学质量控制中心主任，复旦大学附属华山医院核医学科主任。

中国国际临床骨密度测量学会专家委员会候任主任委员、上海市医学会核医学专科分会副主任委员、中国装备协会副主任委员、上海市原子核学会副理事长。

擅长分子影像核医学的诊断与治疗，及骨质疏松症预防、诊断和治疗。

17. 双能 X 线骨密度仪能检查什么

双能 X 线骨密度仪能够进行以下检测：①腰椎骨密度检测；②髋关节骨密度检测；③前臂骨密度检测；④全身骨密度检测；⑤人体成分分析(体脂测定)；⑥儿童全身及腰椎骨密度检测；⑦儿童骨龄的检测；⑧用于科研检测，如小动物骨密度及体脂分析。

（刘兴党）

18. 双能 X 线骨密度检测的适应证

双能 X 线骨密度检测的适应证包括：①女性 65 岁以上和男性 70 岁以上，无论是否有其他骨质疏松症危险因素；②女性 65 岁以下和男性 70 岁以下，有一个或多个骨质疏松症危险因素；③有脆性骨折史或/和脆性骨折家族史的成年人；④各种原因引起的性激素水平低下的成年人；⑤X 线片发现有骨质疏松症改变者；⑥接受骨质疏松症治疗，需进行疗效监测者；⑦有影响骨代谢疾病或使用影响骨代谢药物史；⑧国际骨质疏松基金会骨质疏松症一分钟测试题（详见"微辞典"章节）回答结果阳性；⑨亚洲人骨质疏松自我筛查工具（OSTA）结果 ≤-1，OSTA 指数＝（体重-年龄）×0.2。

古书云：上工治未病，是倡导人们惜生命，重养生，防患于未然，消未起之患，治未病之病，提早检查，消除隐患，降低骨折风险，对于已经发生骨质疏松症的要积极治疗，亡羊补牢犹未为晚，预防骨质疏松性骨折的发生，双能 X 线骨密度检测为您的健康保驾护航！

（刘兴党）

19. 双能 X 线骨密度检测对人体健康有害吗

在进行双能线 X 线骨密度检测时，人们会接收到 X 线照射。X 线是一种高能电磁辐射，有较强的穿透能力，且只有通过与物质相互作用，才能使物质间接地产生电离效应。电离辐射对人体健康影响的大小，不仅与辐射的类型和能量、辐射剂量大小有关，也与人体组织器官对辐射的敏感程度等有关。其中，辐射剂量是人体健康可能受影响程度的重要因素。由于 DXA 检查的剂量非常小，采用常规扫描模式的全身 DXA 检查时剂量范围为 0.08～4.6 微希，仅为胸部 X 线摄片检查的 1/10，即使是扇形束扫描模式，也仅为 6.7～31 微希。根据国家标准规定，公众年剂量限值水平是 1 毫希，一次 DXA 检查的辐射剂量不会超过 0.05 毫希。目前的流行病学证据也表明，短时间受到的有效剂量照射小于 100 毫希时，尚无证据表明会引起健康效应。因此，DXA 检查对人体健康的有害效应几乎可以忽略。但是，在 DXA 检查前仍需注意进行正当性判断，需考虑辐射剂量最优化，尤其是儿童和青少年对电离辐射较成人敏感，进行 DXA 检查时需格外关注。

（朱国英）

—— 专家简介 ——
朱国英

朱国英,研究员,医学博士,博士生导师,复旦大学放射医学研究所放射卫生部主任。

中华医学会放射医学与防护分会委员、上海市医学会骨质疏松专科分会委员、上海市预防医学会毒理学专业委员会委员。

擅长环境因子与辐射骨毒理学基础研究,核(放)事故医学应急监测与救援,职业照射防护等。

20. 孕妇可以做双能 X 线骨密度检测吗

孕妇受到照射时还伴随着对胚胎或胎儿的照射,胎儿受照的主要效应包括:胚胎死亡、畸形和其他的生长或结构改变,还会发生非畸形的生长障碍,智力迟钝,其严重程度随剂量增高而增高,尤以受照剂量大于 0.5 戈瑞时更明显。

尽管使用得很少,双能 X 线骨密度检测(DXA)偶尔会用于怀孕妇女,以诊断或特异性诊断怀孕相关骨质疏松症。但 DXA 检查对胚胎所致的剂量非常小,在怀孕前三个月采用笔形束进行髋部 DXA 检测时胚胎接受的最大剂量约为 0.003 4 毫戈瑞。而根据国际辐射防护委员会(ICRP)报告建议,当胚胎接受 100 毫戈瑞以下照射剂量时不需考虑终止妊娠,而 DXA 检查对于未出生胎儿的剂量始终小于 100 毫戈瑞,因此,单纯从 DXA 检查的辐射危害来考虑终止妊娠是不合理的。

但是,鉴于孕妇受照后辐射危害的特殊性,我国电离辐射防护标准对妇女怀孕后的防护特别关注,除了临床上有充分理由证明需要进行的检查外,应避免对怀孕或者可能怀孕的妇女施行会使其腹部或骨盆受到照射的放射学检查。由于 DXA 检查常涉及腹部和骨盆,因此,孕妇应注意避免。

(朱国英)

骨｜质｜疏｜松｜密｜切｜相｜关｜的｜内｜分｜泌｜疾｜病

21. 2型糖尿病患者的骨密度和骨折风险怎样

与正常人相比，2型糖尿病患者更容易发生骨质疏松性骨折。糖尿病与骨代谢紊乱的关系非常复杂，主要有以下几点原因：首先，长期慢性高血糖在导致肾脏排出过多葡萄糖的同时增加钙离子的排出，使得大量钙从尿液中流失。丢失大量尿钙会促使骨骼中的钙释放出来，这一过程也伴随骨骼中的磷、镁释放，骨量随之减少。钙磷代谢的平衡失调发生后，甲状旁腺受到刺激，分泌过多的甲状旁腺素，溶骨作用增强，骨量进一步减少。其次，2型糖尿病的发病原因之一是胰岛素分泌相对不足，胰岛素既对糖代谢至关重要，对蛋白质的合成也有影响。其中胶原蛋白合成缺乏会促使骨质疏松症的发生，从而增加骨折危险。再次，2型糖尿病的慢性并发症如神经损害，会造成视力受损和外周（如足底）感觉减退，增加了患者跌倒的风险，从而明显增加患者的骨折风险。糖基化终末产物在骨中的堆积会影响骨胶原，损害骨质量。

大量研究表明，尽管2型糖尿病患者的骨折风险明显高于非糖尿病患者，但以双能X线骨密度检测测得的骨密度并不一定降低。因此，骨密度的变化并不能全面反映2型糖尿病患者的骨代谢状况。由于骨质量下降，2型糖尿病患者可以在相对较高的骨密度下出现骨折，2型糖尿病患者一定要采取综合措施，合理运动和用药，最大程度上降低骨折风险。

（刘建民）

—— 专家简介 ——
刘建民

刘建民，教授，医学博士，博士生导师，上海交通大学医学院附属瑞金医院内分泌代谢科主任医师，上海市内分泌代谢病临床医学中心副主任。

中华医学会骨质疏松和骨矿盐疾病分会常务委员。

主要从事内分泌代谢病，尤其是代谢性骨病的临床和基础研究。

22. 糖尿病患者的骨密度正常就没有骨质疏松症吗

骨质疏松症是一种全身性骨代谢性疾病,表现为骨密度下降、骨脆性增加,轻微外伤即可导致骨折。双能 X 线骨密度检测(DXA)是评估骨量的重要手段,也能预测骨折风险,广泛应用于临床诊断骨质疏松症。目前糖尿病的发病率越来越高,糖尿病不仅影响机体的糖、脂、蛋白质代谢,也会影响骨代谢,导致骨折风险增加,其致死、致残率高,严重影响着糖尿病患者的生存质量。2 型糖尿病患者的 DXA 骨密度测定结果显示,与非糖尿病患者相比,2 型糖尿病患者骨密度可增高、降低,或没有改变,且对骨密度发生改变的部位也不一致。但有一点可以明确的是,2 型糖尿病患者无论骨密度如何变化,其骨折风险明显高于非糖尿病患者,提示 2 型糖尿病患者的骨质量较差。因此,在将 DXA 用于 2 型糖尿病患者测量骨密度时,对其结果的解读必须谨慎,不能因为患者骨密度正常就认为其没有骨质疏松症。

(刘建民)

23. 诊断骨质疏松症时，需要排除哪些内分泌疾病

骨质疏松症主要可以分为两种类型:原发性骨质疏松症和继发性骨质疏松症。原发性骨质疏松症又可分为绝经后骨质疏松症和老年性骨质疏松症两种类型。继发性骨质疏松症则是由其他疾病所致的骨质疏松症,包括内分泌性疾病、先天性疾病、慢性疾病等。因此,在诊断骨质疏松症时,区分是原发性骨质疏松症,还是其他疾病尤其是内分泌性疾病所致的继发性骨质疏松症,是临床诊断中的重要环节,正确诊断才能使患者的治疗更具针对性。

可能导致骨质疏松症的内分泌性疾病包括糖尿病、甲状腺疾病如甲状腺功能亢进、甲状旁腺疾病如原发性甲状旁腺功能亢进、性腺疾病如性腺机能减退、肾上腺疾病如皮质醇增多症、垂体疾病如生长激素缺乏症、泌乳素瘤等。以甲亢为例,因甲状腺激素分泌增多,使得机体代谢水平提高,骨代谢水平也提高,甲亢患者的骨吸收超过骨形成,导致骨量丢失。内源性皮质醇增多症(库欣综合征)患者中至少 40％伴有骨质疏松症。原发性甲状旁腺功能亢进患者甲状旁腺激素分泌增多,导致骨吸收增加,将骨钙溶解释放入血,临床出现高血钙、低血磷,

约80％患者伴有骨量减少或骨质疏松症。泌乳素瘤所致的高泌乳素血症会抑制下丘脑的激素释放，进而导致卵巢功能被抑制，雌激素分泌减少，引起骨吸收增加，导致骨量减少。

对于内分泌性疾病所致的骨质疏松症，主要以治疗原发性疾病为主。因此，在诊断原发性骨质疏松症时，必须排除常见内分泌疾病所致的继发性骨质疏松症。

（赵红燕）

—— 专家简介 ——
赵红燕

赵红燕，医学博士，博士生导师，上海交通大学医学院附属瑞金医院内分泌科主任医师。上海交通大学医学院附属瑞金临床医学院诊断学教研室主任。

中华医学会骨质疏松和骨矿盐疾病分会质控与诊断学组委员、中华医学会内分泌学分会骨代谢学组委员、上海市医学会骨质疏松专科分会委员。

擅长代谢性骨病以及糖尿病、甲状腺和甲状旁腺疾病等诊治。

24. 皮质醇增多症患者为什么容易骨折

皮质醇是由肾上腺分泌的激素，属于糖皮质激素的一种。皮质醇在调节炎症、血压、维护结缔组织正常生理功能等方面具有重要作用。当下丘脑-垂体功能紊乱、垂体腺瘤引起双侧肾上腺皮质增生，或肾上腺本身肿瘤使得皮质醇分泌过量时，则会出现肾上腺皮质功能亢进的情况。

皮质醇增多症引起骨质疏松症的机制复杂，主要可以分为骨形成减少和骨吸收增加两个方面：过量的皮质醇会抑制成骨细胞的生成，从而使得破骨细胞的活动相对活跃，骨吸收增加，骨形成减少，骨质疏松症发生；过量的皮质醇会导致维生素D代谢障碍、尿钙排泄增加以及肠道内钙吸收减少，从而导致血钙浓度降低，刺激甲状旁腺激素分泌增加，骨吸收增加，发生骨质疏松症。这也是皮质醇增多症患者容易发生骨折的主要原因。皮质醇增多症所致的骨质疏松症发生后，骨脆性增加，对外力承受性差，轻微外力即可导致骨折，尤其易造成脊椎压缩性骨折。

（赵红燕）

25. 孕妇和哺乳期妇女怎么会出现高血钙

妊娠和哺乳时,女性对钙的需求增加,往往需要额外补钙。然而,在一些特殊情况下,孕妇和哺乳期妇女会出现血钙升高,原发性甲状旁腺功能亢进症是造成妊娠期高钙血症的常见病因,67％的患病孕产妇可出现并发症,而胎儿并发症的发病率高达80％。

妊娠期原发性"甲旁亢"症状不典型,如恶心、呕吐等高钙症状易被妊娠反应所掩盖。妊娠期妇女的血钙、血清甲状旁腺激素水平同样会受到妊娠生理改变的影响,可能不是很高,且明确原发性"甲旁亢"病灶定位的检查手段(核素扫描)受到限制。因此原发性"甲旁亢"很难在妊娠期被明确诊断,有的甚至只有到新生儿发生低钙抽搐后,才会去检查母亲的血钙。

哺乳可能会促进体内另外一种刺激血钙升高的物质升高,造成高钙血症。超大剂量补充维生素D造成维生素D中毒,也可造成妊娠期和哺乳期高钙血症。维生素D中毒,可询问到明确的过量的维生素D制剂的摄入史,停用后高血钙可缓解。

(孙立昊)

—— 专家简介 ——

孙立昊

孙立昊,上海交通大学医学院附属瑞金医院内分泌科副主任医师。

中华医学会骨质疏松和骨矿盐疾病分会青年委员、上海市医学会骨质疏松专科分会青年委员会副主任委员、中国研究型医院学会甲状旁腺及骨代谢疾病专业委员会委员及青年委员会副主任委员。

主要研究方向为骨质疏松、甲状旁腺功能亢进症等代谢性骨病。

自身免疫性疾病与骨质疏松

26. 类风湿关节炎为什么会造成严重的骨质疏松症

长期以来,类风湿关节炎被认为是"不死的癌症",不仅会破坏患者的关节,还会造成严重的骨质疏松症,患者常常会感觉"生不如死"。类风湿关节炎是一种自身免疫性疾病,早期即可表现为关节的骨质疏松症,随着病程迁延发展至全身骨质疏松症。这是因为类风湿关节炎患者淋巴细胞功能异常,产生多种细胞因子抑制成骨细胞,激活破骨细胞,引起继发性骨质疏松症。

大多数类风湿关节炎患者需要服用糖皮质激素治疗,可直接影响成骨细胞、骨细胞和破骨细胞功能,使骨形成减少,骨吸收增多,引起"激素性骨质疏松症"。作为一个慢性疾病,病程往往较长,患者关节功能障碍,肢体活动减少,户外活动减少造成日晒不足,又会引起"废用性骨质疏松症"。因此,类风湿关节炎患者非常容易罹患骨质疏松症。

俗话说"哪里跌倒就从哪里起来",对类风湿关节炎患者来讲却很可能一跌不起。因为关节畸形和长期活动障碍造成关节僵硬和肌肉萎缩,使他们平衡能力差,肌肉保护能力弱,非常容易跌倒,再加上骨质疏松症往往比较严重,跌倒后非常容易造成骨质疏松性骨折。因此,类风湿关节炎患者需要积极治疗骨质疏松症,积极预防骨质疏松性骨折。

（肖涟波）

—— 专家简介 ——

肖涟波

肖涟波,主任医师,硕士生导师,上海市光华中西医结合医院院长。

上海市中西医结合学会关节病专业委员会主任委员,上海市中医药学会骨伤科分会副主任委员,上海市医学会骨质疏松专科分会委员,上海市老年学会老年骨质疏松分会副主任委员。

擅长人工关节置换、关节病的中西医结合治疗、骨质疏松症和颈肩腰腿痛的综合治疗等。

27. 类风湿关节炎等患者防治继发骨质疏松症,日常饮食应注意什么

类风湿关节炎和强直性脊柱炎的发病年龄往往比较小,比正常人群更早地发生骨质疏松症,因此更加需要注意日常饮食,延缓骨质疏松症发展的进程。

(1) 多吃含钙丰富的食品。

乳制品的钙吸收率为50％左右,是补钙最佳食品。以牛奶最好,其次是乳酪、黄油和酸奶等。有些患者喝牛奶会引起腹泻,可餐后引用温牛奶,或少量多餐,使身体对乳糖逐渐习惯,实在不能耐受可改喝酸奶和豆奶。另外,海产品含钙量高,如晒干的沙丁鱼和虾皮等在体内的吸收率达38％,可作为很好的钙源,但应注意的是这些海鱼含盐分多,应尽量把盐洗掉,而且类风湿关节炎和强直性脊柱炎患者的免疫功能紊乱,容易引起食物过敏,出现此类症状的患者要避免再次食用此类海产品。

(2) 荤素结合、低盐为佳。

类风湿关节炎和强直性脊柱炎均属于慢性消耗性疾病,因此必须营养丰富、膳食均衡。荤素搭配的饮食可使摄入的营养成分更均衡,并促进钙质吸收。低盐饮食可减少钙从尿中的排出,但应注意,菠菜、蕹菜、竹笋和茭白等含草酸高,会影响钙吸收,在烹饪时宜先在开水中焯一下,使部分草酸溶于水而降低草酸含量。

(3) 不吸烟和少饮酒。

吸烟时产生的烟碱能增加骨吸收,抑制骨形成。酒精引起骨质疏松症的原因是多方面的,主要与抑制成骨细胞功能、影响性激素分泌、干扰维生素代谢及甲状旁腺激素分泌等有关。适量的饮酒可减少骨量的丢失,而过量饮酒则会增加骨量的丢失。在各类酒中,啤酒和蒸馏酒引起骨质疏松症的作用最强,而葡萄酒作用不明显。

(4) 减少咖啡、茶及富磷食物的摄入。

喜欢喝咖啡、饮茶的患者要注意,大量饮用咖啡会引起骨质疏松症,但只要同时保证钙剂的充足,会降低骨量减少的速度。大量喝茶或喝浓茶,会使尿钙排

泄增加,还可引起消化道中的钙质难以吸收,因此饮茶要适量。动物肝脏、碳酸饮料、可口可乐等含磷较高,可导致继发性甲状旁腺功能亢进、钙调节激素紊乱,加速骨质的丢失。因此,类风湿关节炎和强直性脊柱炎患者需要减少这些饮食。

（肖涟波）

28. 强直性脊柱炎等引发继发骨质疏松症，患者如何选择药膳

类风湿关节炎和强直性脊柱炎患者使用西药治疗骨质疏松症往往会有很多弊端,比如某些药物的不良反应较大,某些患者单纯使用西药治疗效果不佳,或者长期治疗不能耐受,以及某些抗骨松药物价格昂贵。适当选择中药治疗以及药膳食补,会提高疗效,减少不良反应。

类风湿关节炎和强直性脊柱炎是自身免疫性疾病,同属中医痹病范畴。中医认为,病因是正气亏虚,风寒湿热邪为患,基本病机是本虚标实。这些患者继发骨质疏松症,其发病机理为肾虚及脾虚,故针对病机在祛风利湿、温经活络、活血止痛的基础上采用补肾壮骨、益气健脾的治疗法则。中药的应用,需要中医具体的辨证施治,而药膳食补非常简便。

(1) 黄芪虾皮汤:黄芪 20 克,虾皮 50 克,佐餐当汤服食,能补益脾肾,补充钙质,抗骨质疏松症。

(2) 芝麻核桃仁粉:黑芝麻 250 克,核桃仁 250 克,白砂糖 50 克,将黑芝麻去杂质,晒干,炒熟,与核桃仁同研为细末,加入白糖,拌匀后瓶装备用。每日两次,每次 25 克,温开水调服。能滋补肾阴,抗骨质疏松症。

(3) 虾皮拌豆腐:嫩豆腐 750 克,虾皮 50 克,葱花、姜末、麻油、精盐适量,佐餐服食,适合各类骨质疏松症。

（肖涟波）

29. 类风湿关节炎、强直性脊柱炎继发骨质疏松患者怎样锻炼关节

类风湿关节炎和强直性脊柱炎继发骨质疏松症的患者,由于关节畸形、僵硬,肌肉萎缩以及骨质疏松症造成肌肉无力和易跌倒骨折等原因,日常活动及锻

炼机会越来越少,这又反过来加重关节功能的丢失。因此,这类患者必须适当加强日常活动和关节锻炼,避免丧失日常生活能力和造成残疾。

日常活动及关节锻炼应注意和常人有所不同。

首先,要适当运动,尤其是要多参加户外运动,可避免废用性骨质疏松症。运动是骨重建的决定性因素,可预防骨丢失,还可改善肌肉和关节功能,增加灵活性,从而减少跌倒及其不良后果。要注意尽量选择力所能及的运动方式,如做操、慢跑、散步、骑车和游泳等,运动强度适中。当然,骨质疏松症患者应避免剧烈运动,以免因运动过度而发生骨折或引发其他疾病。类风湿关节炎和强直性脊柱炎患者的骨骼和关节处于病理状态,剧烈运动也会进一步损伤关节。下肢无力者,可在水中进行足部和腰部锻炼。避免负重或者强度高的运动,比如快速爬楼、爬山、下蹲运动、长跑等。

其次,骨质疏松症患者要多接受日照,我们的皮下脂肪层中含有的维生素 D 前身物质,必须在阳光紫外线的作用下合成维生素 D,最后在体内转为活性维生素 D,促进肠道内钙质的吸收。但要注意日光照射不能隔着玻璃或者衣物,需要直接照射皮肤才能起作用。夏天光照强,需要防中暑,也要防止过多照射引起皮肤晒伤,甚至癌变。

最后,不管是日常活动还是体育锻炼都要时刻警惕跌倒与意外的发生,类风湿关节炎和强直性脊柱炎继发骨质疏松症的患者,轻微的外伤就可能发生骨折。特别是脊柱和四肢的松质骨,稍微施加外力,就易发生椎体骨折、腕部骨折和髋部骨折。因此,这些患者注意日常生活环境要熟悉,在陌生地方走路要慢,注意地面是否平整和湿滑。室内光线要充足,浴室要铺防滑垫,马桶旁边要安装扶手。这些都是非常实用的防跌倒措施。

(肖涟波)

30. 类风湿关节炎继发严重骨质疏松症怎么治

类风湿关节炎继发骨质疏松症,由于类风湿关节炎的存在,使得骨质疏松症更加严重,治疗更加困难。首先需要治疗原发病——类风湿关节炎,其次骨质疏松症的治疗需要更有针对性。

基础治疗药物是钙剂和维生素 D,类风湿关节炎继发骨质疏松症常有肾功能下降,因此使用活性维生素 D 更佳。目前尚无充分依据表明单纯补充钙剂可以替代其他抗骨质疏松症药物的治疗,因此除了补钙之外,还需要其他药物联用。例如类风湿关节炎继发骨质疏松症患者骨痛明显，可选用降钙素类药物，它不仅可以缓解慢性疼痛，还能改善骨质量。如果是绝经后妇女，可以使用雌激素，它对骨代谢的作用非常强，能有效改善绝经后妇女的骨密度。但是，雌激素治疗存在一定的不良反应，需要定期检查有关指标。现在研制成功许多选择性雌激素受体调节剂，不良反应少，但价格稍昂贵。双膦酸盐药物越来越多地被用到类风湿关节炎继发骨质疏松症的患者身上，它使用方便、不良反应相对较小，而且有研究表明它不仅能改善患者的骨密度，并对类风湿病情活动有一定的抑制作用。

传统医学的中医药对类风湿关节炎继发骨质疏松症有很好的疗效，而且不良反应较小。中医认为肾主骨、藏精、精生髓营骨，肝主筋、藏血，脾主肌肉、四肢、统血，脾主运化。因此，类风湿关节炎继发骨质疏松症的治则为益肾填精、健脾养肝、强筋壮骨，同时针对原发病还需益气活血、通筋舒络、消肿止痛。成方有金匮肾气丸、补肾固冲汤、六味地黄丸、归脾汤、虎潜丸、乌鸡白凤丸。具体应视患者辨证分型而定。

（肖涟波）

31. 类风湿关节炎继发骨质疏松性骨折可以手术治疗吗

类风湿关节炎继发骨质疏松症比较严重的并发症恐怕就是骨折了，这种骨折又叫脆性骨折。它是指患者骨密度和骨质量下降，骨强度减低，在日常活动中受到轻微外伤即可发生的骨折。具有"四高一低"的特点，即高发病率、高死亡率、高致残率、高费用和低生活质量。

脊柱骨折最常见，其次是髋部、腕部和肩部。有研究表明不接受手术的患者，卧床6个月的死亡率高达25％。因此有手术指征的患者应该尽早手术，获得牢靠的固定，以便尽早恢复运动和功能，减少并发症。脊柱椎体压缩性骨折患者采用经皮椎体成形术，依靠微创技术，在局麻下操作，疗效几乎立竿见影，术后恢复也快，能够有效缓解疼痛和预防脊柱发生畸形。四肢骨折，使用锁定钢板双皮质固定方式，可以有效解决骨质疏松症带来的固定不牢靠的问题。术后再进行积极的抗骨质疏松治疗，可以促进骨折愈合并预防其他部位再次发生脆性骨折。

类风湿关节炎继发骨质疏松性骨折一旦发生，处理会比其他骨折患者更加棘手,应尽量寻求专科治疗。严重患者有手术指征的,早期手术可以尽早恢复生活质量。

(黄　正)

—— 专家简介 ——
黄　正

黄正,副主任医师,中医骨伤科学博士,任职于上海市光华中西医结合医院脊柱外科。

上海市医学会骨质疏松专科分会青年委员会委员。

擅长骨质疏松症、颈椎病、腰椎病的中西医结合治疗,及骨质疏松症、脊柱椎体压缩性骨折、颈椎间盘突出症、腰椎间盘突出症、腰椎管狭窄症等诊治。

32. 强直性脊柱炎患者补钙会加重脊柱硬化吗

骨质疏松症是强直性脊柱炎常见的并发症之一,并会引起脆性骨折,造成严重后果,因此强直性脊柱炎患者需要抗骨质疏松症治疗。补充钙剂是抗骨质疏松症的基础治疗,但是很多患者又担心补充钙剂会加重脊柱的硬化。

强直性脊柱炎是一种以中轴关节慢性炎症为主,累及外周关节及其他脏器的慢性进展性风湿病。肌腱附着点炎和关节滑膜炎引起肌腱和其他软组织纤维化和骨化,引起邻近骨质反应性硬化和吸收同时进行,新骨形成,最终导致骨重塑。造成患者脊柱硬化的原因是炎症,而炎症同时会引起骨质疏松症,炎症因子造成患者体内骨代谢失衡,抑制成骨细胞活性,活化破骨细胞,导致骨形成减慢,骨吸收加快。

从上述强直性脊柱炎脊柱硬化和骨质疏松症的发病机制来看,强直性脊柱炎患者补钙不仅不会加重硬化,而且为了防治骨质疏松症一定要补钙。

(黄　正)

33. 红斑狼疮患者可以多晒太阳吗

系统性红斑狼疮是一种累及多系统、多器官并有多种自身抗体出现的自身免疫性疾病。临床上可出现各个系统和脏器损伤的表现，如皮肤、关节、心脏、肾脏、中枢神经系统、血液系统等。女性发病明显多于男性，女性与男性比例约为10：1，育龄妇女为发病高峰。骨质疏松症是其常见并发症之一。

大家知道，通过晒太阳能让体内产生更多的维生素D，维生素D能促进钙吸收，系统性红斑狼疮患者可以晒太阳防治骨质疏松症吗？不可以！红斑狼疮患者一定记得在看医生的时候，医生往往会问：身上有没有出现过皮疹、红斑？晒太阳后会不会加重？因为系统性红斑狼疮患者在晒太阳的时候，阳光中紫外线的照射不但会使皮疹加重，而且会使全身症状加重，这种现象在医学上称为"光过敏"现象。这是红斑狼疮发病或病情加重的一个重要原因。

所以，系统性红斑狼疮患者应该禁止阳光暴晒，日常活动要做好防护，如涂抹防晒霜、戴宽边帽、穿长袖衫等，即便是阴天也应做好防紫外线的措施。对于防治骨质疏松症，可以采用口服活性维生素D来补偿因不能晒太阳而缺少的活性维生素D，另外需要补充钙剂，仅使用最低有效剂量的糖皮质激素。严重骨质疏松症患者还可以使用降钙素、双膦酸盐等抗骨质疏松症药物。

（黄　正）

34. 红斑狼疮患者如何防治激素性骨质疏松症

系统性红斑狼疮是一种自身免疫性疾病，除了免疫抑制剂外，糖皮质激素仍然是治疗的主要药物。长期使用糖皮质激素会造成"激素性骨质疏松症"，治疗系统性红斑狼疮的同时积极防治骨质疏松症，是临床医生面临的难题。

抗骨质疏松症治疗要尽早开始。有研究表明，骨量减少多发生在糖皮质激素使用的前几个月，通过抑制骨重建和加速骨吸收影响松质骨和密质骨，以腰椎椎体、髋关节的松质骨多见。因此，抗骨质疏松治疗在糖皮质激素治疗开始的时候就应该早期介入。

患者应尽量使用最小有效剂量糖皮质激素，即在控制病情的前提下尽量减少激素的使用量。有研究表明，糖皮质激素引起的骨质疏松症大多在停用激素后可以部分逆转。因此，激素的使用要严格遵守医生的指导，不能随意增加或者减少，以免加重骨质疏松症或者导致病情失控。

骨质疏松症的治疗需要积极的运动锻炼，但是要注意避免日光照射引起病情加重。要防跌倒，防止椎体和髋关节骨折等严重并发症。要补充充足的钙剂和活性维生素D，帮助钙吸收，并弥补患者不能通过日晒而缺少的维生素D。有骨痛症状的患者可以使用降钙素缓解疼痛,并提高骨量。绝经后妇女可以使用雌激素或双膦酸盐等药物。

（黄　正）

35. 如何预防糖皮质激素导致的骨质疏松症

糖皮质激素(以下简称激素)是临床上广泛使用的一大类药物,具有强大的抗炎作用,但是外源性激素长期应用会引起继发性骨质疏松症,即糖皮质激素诱导的骨质疏松症(GIOP)。其机理涵盖了多个方面:激素会使肠道钙的吸收减少,促进钙从肾脏的排泄,抑制成骨细胞的功能,增加骨吸收。GIOP的发生风险和严重程度与激素的用药剂量和用药持续时间长短密切相关。同时,原发疾病的影响也不容忽视。比如类风湿性关节炎,疾病本身就会导致骨质疏松症,如果再加上不恰当地服用激素,那么GIOP的风险就极大地上升。

应对GIOP的策略首先是在保证原发疾病得到有效治疗的前提下,尽可能地减少激素的使用剂量和用药持续时间。一般认为,若是长期口服激素,如醋酸泼尼松,则每日剂量在7.5毫克或相当剂量以下就不会出现明显的骨量丢失,GIOP的风险大为降低。另外,研究发现在激素应用的前6～12个月,骨量丢失最快,因此在服用激素的第一时间就应该同步进行骨质疏松症的预防性干预。具体是每日足量钙质的摄入(1 000～1 500毫克),同时服用普通维生素D(400～800单位)。在此基础上加用特异性抗骨质疏松症药物,如阿仑膦酸钠等。在药物干预的同时不要忽视一些辅助性措施,也应该引起足够的重视,如避免吸烟和过度饮酒,鼓励患者进行适度体育锻炼。作为GIOP的一个定量监测,建议每半年测定骨密度,在此基础上调整药物干预的强度。

（张　巍）

—— 专家简介 ——
张　巍

张巍,医学硕士,副教授,上海交通大学医学院附属仁济医院风湿病科副主任医师。

上海市医学会骨质疏松专科分会委员。

擅长诊治系统性红斑狼疮、类风湿关节炎和干燥综合征等结缔组织病、结缔组织病合并肺动脉高压以及强直性脊柱炎等脊柱关节病。

治|疗|药|物|和|疗|程|

36. 骨质疏松症的治疗药物有哪些

　　骨质疏松症的治疗包括基础治疗和药物治疗。基础治疗主要用于骨质疏松症的预防，包括调整生活方式和补充钙剂、维生素 D 等。钙剂和维生素或者活性维生素 D 的应用是骨质疏松症的基本治疗。

　　骨质疏松症药物治疗的主要目的是维持或提高骨量或骨密度，防止已存在骨量减少的患者发生骨质疏松症，更重要的是降低骨质疏松症患者发生骨折的风险。临床上主要分为两类：一类是骨吸收抑制剂，另一类是骨形成促进剂。骨吸收抑制剂的主要作用是降低骨的吸收，减少骨的破坏，包括双膦酸盐、降钙素、雌激素类药物以及选择性雌激素受体调节剂。骨形成促进剂主要是作用于成骨细胞刺激骨形成，主要是甲状旁腺激素。

（沈继平　胡　予）

── 专家简介 ──

胡　予

　　胡　予，医学博士，临床流行病学硕士，主任医师，博士生导师，复旦大学附属中山医院老年病科主任。

　　中华医学会老年学分会内分泌学组委员、中国老年学会内分泌专业委员会委员、中华医学会老年学分会营养不良及肌少症工作组副组长、上海市医学会骨质疏松专科分会委员。

　　擅长糖尿病、高血压、高脂血症、骨质疏松症、甲状腺疾病及妊娠期血糖及甲状腺功能异常等管理。

37. 双膦酸盐适合治疗哪些骨质疏松症患者

　　双膦酸盐是一种通过抑制破骨细胞的作用来治疗骨代谢疾病的药物。由于其减少了骨的吸收，常常被称为抗骨吸收药。主要用于治疗绝经后女性的骨质疏松症以及糖皮质激素性骨质疏松症,也可以用于治疗男性骨质疏松症。双膦酸盐有口服制剂,也有静脉制剂。

双膦酸盐总体安全性良好,药物不良反应较少。胃肠道反应是口服双膦酸盐常见的不良反应,如烧心,腹泻等,对于有吞咽异常、反流性食管炎和活动性胃及十二指肠溃疡的患者,应避免使用。静脉用双膦酸盐适应证为绝经后骨质疏松症,对于无法口服双膦酸盐的患者而言,应该是不错的选择,但需在医生的指导和监护下使用。

目前常用的口服双膦酸盐类必须早晨空腹用药,用一大杯白水送服,服药后至少30分钟内不宜进食、喝饮料及服用其他药品,因为饮料(包括矿泉水)、食物和一些药物有可能会降低它的吸收。服药后30分钟内应避免躺卧,保持上半身直立,否则容易增加不良反应的风险。

对记忆力不佳的老年患者,应每周固定一天给药。如果漏服了,应当在记起后的第二天早晨服用一片。而后仍应按其最初选择的日期每周服用一片。服用双膦酸盐类药物后可能会出现一些不适症状,如皮疹、瘙痒、血管性水肿、胃肠道反应(如恶心、呕吐等)、肌肉骨骼疼痛等,应及时就医。

(沈继平　胡　予)

38. 降钙素治疗适合哪些骨质疏松症患者

降钙素是一种钙调节激素,能抑制破骨细胞的生物活性和减少破骨细胞的数量,阻止骨量丢失,而起到治疗骨质疏松症的作用。降钙素还可以诱导内啡肽的产生,从而起到缓解骨痛的作用。

降钙素主要适用于有疼痛症状的骨质疏松症患者,如骨质疏松性骨折或骨骼变形所致的慢性疼痛。手术后制动的患者应用降钙素,可以预防急性骨丢失。此外,由于降钙素能降低血钙,也可以用于肿瘤骨转移、甲状旁腺功能亢进症、维生素D中毒等导致的高钙血症或高钙血症危象的治疗。

(沈继平　林寰东)

—— 专家简介 ——

林寰东

林寰东,医学博士,复旦大学附属中山医院内分泌科主任医师。

上海市医学会内分泌专科分会委员、上海市医学会骨质疏松专科分会委员、中华医学会内分泌学分会骨质疏松学组和高尿酸血症学组成员、上海市医学会糖尿病分会神经病变学组成员、中国老年学学会老年医学委员会高尿酸血症与痛风专家委员会委员。

擅长糖尿病、甲状腺疾病、高尿酸血症及痛风、骨质疏松症等内分泌代谢性疾病的诊治。

39. 治疗骨质疏松症药物有不良反应吗

骨质疏松症的治疗药物主要有几大类：双膦酸盐、降钙素、选择性雌激素受体调节剂、雌激素、维生素 D、钙制剂和中药等。绝大多数的治疗骨质疏松症药物是相对安全的,不良反应较少。长期服用抗骨质疏松症的药物所产生的不良反应,与服药类型以及服用者个人体质有关。

口服双膦酸盐的主要不良反应是各种上消化道反应,使用静脉制剂的患者还可能出现一过性的流感样症状,如发热、骨痛、肌痛等,极少数患有严重口腔疾病或者接受口腔手术的患者可能出现下颌骨坏死。

降钙素的主要不良反应包括纳差、恶心和面色潮红,过敏反应比较罕见。选择性雌激素受体调节剂的主要不良反应是潮热和下肢痉挛,有静脉栓塞病史及有血栓倾向者,长期卧床和久坐期间禁用。雌激素替代治疗是防治绝经后骨质疏松症的有效措施,总体安全,但需定期(每年)进行安全性检测,重点是乳腺和子宫。乳腺癌和血栓是激素治疗的禁忌证。

(沈继平　林寰东)

40. 口服双膦酸盐药物治疗骨质疏松症需要多长时间

口服双膦酸盐通过抑制骨吸收、增加骨量,提高骨密度。服用方便,一般每周一次,不良反应小,防治骨质疏松症以及骨折疗效显著,目前是国内外治疗绝经后骨质疏松症、男性骨质疏松症以及糖皮质激素相关性骨质疏松症的一线用药。

大部分骨质疏松症患者口服双膦酸盐要连续服用 5 年,而骨质疏松症较严重、骨折风险高的患者,要连续治疗 6～10 年。

双膦酸盐能够增加患者腰椎、髋部以及全身的骨密度。骨密度随着双膦酸盐治疗时间的延长逐年增加,国际大型临床研究表明阿仑膦酸钠服用1年腰椎骨密度增加约5%,服用5年增加约9%,服用10年增加达14%;股骨颈骨密度,服用1年增加约2.5%,服用5年增加约4%,服用10年增加约6%。总之,骨密度会随着服药时间的延长逐年增加,但上升趋势会逐渐变缓,如果短期治疗后就停药,骨密度又会逐渐回复到治疗前的水平。

双膦酸盐能够明显降低包括腰椎和髋部等易发骨折部位的骨折风险。经过3年的阿仑膦酸钠治疗,女性椎体骨折风险降低约60%,髋部骨折风险降低60%,前臂骨折风险降低40%。

双膦酸盐药物因其胃肠吸收率很低,所以一定要早晨空腹服用,并且服药半小时内不可服食其他药物及饮食,以此增加其吸收利用率;同时要用约200毫升白开水送服,服药半个小时以内不要躺下,以免药物反流造成对食管的损害。

阿仑膦酸钠的推荐剂量为70毫克/周,常见不良反应为胃肠不适。双膦酸盐服用过程中,一定要坚持专科门诊随访,医生将根据检查结果判断服药后的治疗效果,以及是否需要停药等。

(盛 辉)

41. 静脉用唑来膦酸治疗骨质疏松症需要用几年

唑来膦酸是静脉用双膦酸盐的一种,其同口服双膦酸盐一样通过抑制骨吸收、减少骨丢而发挥抗骨质疏松症作用。唑来膦酸采用静脉滴注,每年1次,其不需要通过胃肠道吸收从而减少了口服双膦酸盐常见的胃肠道不良反应,已成为用于治疗女性绝经后骨质疏松症的"新宠"。

对于大部分骨质疏松症患者来说,静脉用唑来膦酸要连续3年;而对于严重骨质疏松及骨质疏松性骨折风险高的患者来说,要连续治疗6年。唑来膦酸治疗能明显增加骨密度并降低椎体和髋部骨折风险。国际大型临床研究表明,经3年连续治疗,髋部骨密度增加6%,腰椎骨密度增加6.7%,股骨颈骨密度增加5%。经过6年治疗,腰椎骨密度能增加12%,腰椎骨折风险降低50%。

唑来膦酸的推荐剂量为每年5毫克,一次静脉输注。初次静脉用唑来膦酸最常见的反应为发热和全身骨骼肌肉酸痛,类似感冒的症状,这是用药后的正常反应,这些症状大多为轻到中度,并可在3天内缓解,可给予对乙酰氨基酚或布洛芬对症治疗。

(盛 辉)

42. 特立帕肽治疗骨质疏松症的疗程需多久

特立帕肽是人工合成的甲状旁腺激素的活性片段,其通过促进骨形成、提高骨密度来降低骨折风险,尤其适用于有骨折高发风险的绝经后女性骨质疏松症的治疗。

特里帕肽使用时间不能超过 24 个月,特立帕肽治疗结束后要继续接受抗骨吸收药物,比如双膦酸盐治疗,才能最大程度维持骨量和降低骨折发生。特立帕肽能增加骨密度,降低椎体和非椎体骨折风险。国际大型多中心临床研究显示,经过 2 年的治疗,腰椎骨密度增加 9%,股骨颈骨密度增加 3%,腰椎骨折风险降低 70%。

特立帕肽的推荐剂量为每天皮下注射 20 微克,注射部位应选择大腿或腹部,使用方法类似于胰岛素注射。最常出现的不良反应有恶心、头痛和眩晕。同时,用药期间需监测血钙水平,防止高钙血症发生。

(盛　辉)

43. 选择性雌激素受体调节剂治疗骨质疏松症需要多长时间

选择性雌激素受体调节剂不是雌激素,其特点是选择性地作用于雌激素的靶器官,与不同形式的雌激素受体结合后发生不同的生物效应,不会对女性的子宫内膜和乳腺上皮细胞产生刺激增生的作用。它在骨骼上与雌激素受体结合表现出类雌激素的活性,主要通过抑制骨吸收发挥抗骨质疏松症作用,临床主要药物有盐酸雷洛昔芬。盐酸雷洛昔芬主要用于预防和治疗绝经后女性骨质疏松症,同时能降低女性乳腺癌风险。现有证据表明,盐酸雷洛昔芬治疗骨质疏松症 3 年可明显获益。

盐酸雷洛昔芬能提高骨密度,显著降低椎体骨折及乳腺癌发生风险。研究表明,骨质疏松症女性患者经过 3 年的盐酸雷洛昔芬治疗,股骨颈和腰椎骨密度分别提高 2.1% 和 2.6%,先前有过椎体骨折患者再发椎体骨折风险降低 30%,先前没有椎体骨折的患者再发椎体骨折风险降低 55%。延伸研究发现,服用盐酸雷洛昔芬 8 年的患者,骨密度有所提高,非椎体骨折发生率没有明显减低,但是浸润性乳腺癌发生率降低约 60%。

盐酸雷洛昔芬推荐使用剂量为每天 60 毫克,可以在一天中的任何时候服用,不受进餐的限制。但是要注意药物带来的不良反应,如潮热、小腿痛性痉挛等更年期综合征症状的加重。有静脉栓塞病史及有血栓倾向者,长期卧床和久坐期间禁用。

(盛 辉)

44. 降钙素治疗骨质疏松症能用多长时间

降钙素就是老百姓熟知的"钙针",其通过抑制破骨细胞的骨吸收,从而减少骨丢失、增加骨量。降钙素的另一突出特点是能明显缓解骨痛,对骨质疏松性骨折、骨骼畸形引起的慢性疼痛,以及骨肿瘤引起的骨痛均有效。临床常用的包括鲑鱼降钙素和鳗鱼降钙素。降钙素更适用于有疼痛症状的骨质疏松症患者。

降钙素的应用时间没有明确的规定,大部分建议短期应用 3～6 月,骨痛症状明显改善后继续应用抗骨吸收药物或促骨形成药物。分析显示,降钙素能提高绝经后女性腰椎和前臂的骨密度,可降低椎体骨折风险,而对非椎体骨折的影响仍不确定。

鲑鱼降钙素推荐剂量为每次 50 单位,肌内注射,每周 2～7 次;鳗鱼降钙素的推荐剂量为 20 单位/周,肌内注射。降钙素的不良反应面部潮红、恶心、呕吐等,大多可以耐受。

(盛 辉)

45. 骨质疏松症患者需要终身治疗吗

骨质疏松症是由于骨量减少和骨组织的微细结构遭到破坏导致的骨强度下降及骨脆性增加。临床上突出的表现为患者有骨痛,容易发生脆性骨折甚至病理性骨折。骨质疏松症大致可以分为原发性和继发性两种。原发性骨质疏松症多为老年患者,尤其是老年女性多见,与绝经期后失去雌激素保护密切相关,女性绝经后骨质疏松症多发生于绝经后 5～10 年。继发性骨质疏松症是指由于相关疾病和药物使用引发的骨质疏松症。原发性骨质疏松症某种程度上是一种增龄性疾病,因此需要长期服药。骨质疏松症的疗程长达数年以上,对于高龄患者可能就意味着终身治疗。

继发性骨质疏松症患者在相关因素没有消除之前,也需要长期服用抗骨质疏松症药物。在用药数年以后是否要停药，不能一概而论，其中涉及具体治疗药物，如应用雌激素替代治疗者不宜延长而用双膦酸盐则可酌情延长。患者的骨密度及骨折风险都是治疗的重要依据，骨密度能够很好地预测患者再发骨折的风险。有研究显示，股骨颈部位的持续性骨密度低下预示着需要长期抗骨质疏松症治疗。

　　总之，是否终身用药取决于持续用药对患者利弊的综合考量，具有较大的个体差异性。

（张　巍）

中|医|中|药

46. 骨质疏松症怎么"治未病"

骨质疏松症是由多种原因引起的,骨质疏松症(包括骨量减少)是中老年人的常见病、多发病,也是生理性衰老在骨骼方面的一种特殊表现,属于中医"骨痹""骨枯"等范畴。中医提倡"治未病",即采取一定的措施,防止疾病产生和发展的治疗原则,包括"未病先防"和"既病防变"两个方面。骨质疏松症的防治可以通过以下四个方面的调适,以达到"治未病"的目的。

(1) 调养精神,固肾护元。古人强调精神因素在养生保健中的重要作用,"精神内守,病安从来",即是说明有着良好精神状态的人不易生病。现代研究也证实,保持轻松、愉悦的精神状态是维持正常骨代谢的必要因素,反之不良的精神因素如极度恐慌、悲伤或压抑会使得体内破骨细胞增生活跃,加速骨吸收。中医理论则认为肾为先天之本,主骨,生髓,老年人较之年轻人有着肾气渐衰、肾精渐亏、元阳耗散的特点,日常生活中更应该注意节欲惜精、养护阳气,精足髓旺则骨骼得以充养。

(2) 调和五味,饮食有节。饮食的均衡合理是防治骨质疏松症的关键。俗话说"民以食为天",中医更是有着"药食同源"之说,古代医家认为部分食物与药物一样,可用于防治疾病。《金匮要略·历节病》云"……咸则伤骨,骨伤则痿,名曰枯",张仲景明确提出饮食过咸则内伤于肾,酸苦甘辛咸五味调和适当可以养人,五味偏嗜太过则易伤人。同时,也要讲究饮食节制,肥甘厚味不宜多食,过则易伤脾胃,生痰化火。现代研究证实,饮食中钠盐过多,在肾小管重吸收中,会有过多的钠离子与钙离子竞争,使钙的排泄量增加,同时钠盐还会刺激人的甲状旁腺,使甲状旁腺素分泌增加,从而激活破骨细胞膜上的腺苷酸环化酶,破坏骨质代谢的动态平衡,从而容易发生骨质疏松症,甚至骨折。此外,过度饮酒也是骨质疏松症的危险因素之一,因而适量饮酒也是十分重要的。总之,日常生活中老年人要戒烟、适量饮酒,多食用含钙量高的食物,做到饮食多样化、粗细粮搭配、营养均衡。

(3) 起居有常,动静相宜。《素问·上古天真论篇》曰:"起居有常,不妄作劳",主张形劳而不倦。现代研究也认为,运动使得骨组织中的钙质不易流失,适度的运动有助于防治骨质疏松症。老年人在进行运动保健时要因人制宜、适时适量,更要循序渐进、持之以恒。运动方式也可多样化,如散步、太极拳、中医的五禽戏及上海中医药大学附属岳阳中西医结合医院创编的五行健骨操等,长期坚持锻炼可使得老年人筋骨强健、气血流通,从而起到强身健体、延年益寿之效。

(4) 顺应自然,因时制宜。"春夏养阳,秋冬养阴",中医主张阴阳平衡,天人合一,提倡顺应自然界四时生息规律,日出而作、日落而息。对老年人来说,应做到早睡早起、劳逸结合、多进行户外活动、多晒太阳等,从而强健骨骼、延缓衰老。

(史 晓)

47. 哪些药膳可以防治骨质疏松症

骨质疏松症属于中医"骨痹""骨痿""骨枯"等范畴,多为先天不足、后天失养所致,当从调补先天、健脾益肾着手。秉承药食同源的理念,服用药膳对防治骨质疏松症确有裨益。下面给大家介绍几款家庭生活中简便易得的经典药膳方。

(1) 羊藿羊肉汤:

羊肉 100 克,枸杞子 20 克,淫羊藿 15 克,盐适量。羊肉洗净切块,淫羊藿、枸杞子洗净;所有材料放入锅中,加适量清水,慢火炖煮 2 小时,至羊肉煮至熟烂,加盐调味,即成。可温肾助阳,适合骨质疏松症伴畏寒肢冷、小便清长等肾阳虚衰的患者。

(2) 栗子百合猪蹄汤:

猪蹄 1 只,鲜栗子肉 300 克,百合 30 克,莲子适量,盐适量。猪蹄刮洗干净,斩件,放入滚水锅中余水,洗净备用。百合、莲子分别洗净备用。全部材料放入煲内,加入适量的水,用大火煲滚后改用文火煲 2 小时,加盐调味,即成。可补肾壮骨,健脾宁心安神,适合骨质疏松症伴失眠、腰膝酸软等脾肾两虚的患者。

(3) 黄芪虾皮汤:

黄芪 20 克,虾皮 50 克。先将黄芪切片,入锅,加水适量,煎煮 40 分钟,去渣,取汁,加入洗净的虾皮,加水及葱、姜、精盐等调味品,煨炖 20 分钟,即成。佐餐当汤服食,能补益脾肾,补充钙质,有助于预防骨质疏松症。

(4) 芝麻核桃仁粉:

黑芝麻 250 克,核桃仁 250 克,白砂糖 50 克。将黑芝麻拣去杂质,晒干炒熟,与核桃仁同研为细末,加入白砂糖,拌匀后装瓶备用。每日服用 2 次,每次 25 克,温开水调服,能滋补肾阴,预防骨质疏松症。

(5) 杜仲山药粥：

杜仲、续断各 3 克(纱布包裹)，与粳米 50 克一同煮粥，快熟时加入山药 50 克(洗净削皮、切片)，煮至山药熟即可。早晚分 2 次吃完(去药包)。长期坚持服用，可起到健脾补肾、强身壮骨的作用。

特别提醒

骨质疏松症患者要尽量避免吸烟、过量饮酒、喝浓茶、咖啡等，除此之外在饮食方面没有特别需要忌口的食物，但要注意把握好度，日常做到低盐饮食。服用药膳也要根据体质特点进行不同的选择。

（史　晓）

48. 骨质疏松症患者是否适合中医传统功法锻炼

功法锻炼适合与否因人而异。骨质疏松症患者是否可以带病锻炼，适合参加哪些运动项目，要根据患者自身身体状况而定，最好在锻炼前咨询经治医师。例如，有些骨质疏松症患者骨密度极低同时伴有多部位的骨折，需要卧床静养，只适于进行如静功一类的功能性练习，以免运动损伤加重病情。而对于大多数生活自理、行走自如的患者来说，太极拳、五禽戏、易筋经、五行健骨操等都是不错的健身运动，长期坚持可起到强身健体的功效。

骨质疏松症患者在进行传统功法锻炼的时候要注意以下几点：运动时限以两小时之内为宜，运动场地宜选择在空气新鲜、地势平坦无障碍物、光线较好的地方。五行健骨操是以易筋经、八段锦、练功十八法、少林内功、太极拳等为基础，并结合现代康复医学骨质疏松症的相关理论及研究而创编，取义"五行相助，生生不息"，可以达到强筋健骨之效。

（史　晓）

49. 年过五旬后如何养生防骨质疏松

现代医学认为，45 岁之后人体骨代谢逐渐失衡，骨脆性增加，骨质破坏大于形成。中医经典著作《内经》认为，女子七七则任脉虚、太冲脉衰少、天癸竭；男子八八则天癸竭、精少、肾脏衰、形体皆极、齿发去。年过五旬之后，人体机能下降，需要进行适时适当的补养，以期提高生活质量。结合目前骨质疏松症防治的相关研究，建议以日常调理、功法锻炼为调养之重。从饮食上，以清淡、营养全面为宜，多添加一些黑豆、芝麻、核桃、乌骨鸡、虫草花等补肾填精益髓的食物；生活中需顺应四时规律，早睡早起，保证好睡眠质量，劳逸结合；而功法锻炼则建议结合个人身体状况，选择一些太极、五行健骨操等疏通经络、充养骨髓的中医养生功法。

（赵咏芳）

—— 专家简介 ——

赵咏芳

赵咏芳，教授，医学博士，博士生导师，上海中医药大学附属曙光医院骨伤科主任医师。

中华医学会老年医学分会骨代谢疾病专业学组委员、中国中西医结合学会骨质疏松学组委员、上海市医学会骨质疏松专科分会委员、上海市中医药学会骨伤科分会委员。

擅长中医药防治骨质疏松症、关节病和腰腿痛等慢性筋骨损伤性疾病。

50. 中医治疗骨质疏松症有哪些好的方法

近年来，随着人口老龄化的进程，骨质疏松症的发病率逐年上升。中医药在我国发展历史悠久，由于安全性较高的特点，目前已大量应用于骨质疏松症的临床治疗中。中医治疗骨质疏松症以补肾为治疗大法，考虑到老年人气血虚弱兼有脏腑功能减退，首选中医特色之一的汤药，紧紧围绕肾主骨生髓的理论，四诊合参后对患者进行分型论治，肾阳虚者补肾壮阳，肾阴虚者补肾滋阴，肾精不足者补肾填精，脾肾两虚者健脾补肾。其次是便于携带、作用较专的中成药，长期服用能明显提高及稳定老年性骨质疏松症患者骨矿含量、骨密度水平，降低骨折率。再者针对老年骨质疏松症患者腰腿疼痛症状，传统的针灸治疗也能够起到显著的治疗效果，且经过一段时间治疗后患者骨密度增加。另外报道较多的还有穴位埋线法、穴位敷贴法、中药注射法、中药熏蒸法等，均对缓解患者腰背及四肢疼痛、提高骨密度有明显疗效。

（赵咏芳）

51. 骨质疏松症是因为"肾虚"吗

骨质疏松症的发生根本原因是肾虚。《素问·痿论篇》曰："肾主身之骨髓，肾气热，则腰脊不举，肾枯而髓减，发为骨痿。"肾藏精，主骨生髓，精化髓，肾精不足，骨髓空虚，骨失其养而脆弱无力，发为此病。临床研究表明，肾虚患者的骨矿含量均明显低于非肾虚患者。肾虚时，机体的钙、磷代谢受到影响，导致骨密度降低，进而发生骨质疏松。因此，依据"肾主骨生髓"的理论，临床上治疗本病多采用补肾填精、滋阴充髓的方法，肾藏精，主骨生髓，精化髓，骨赖髓以充养，肾精充足则髓充而骨坚韧，通过补肾可以起到强筋健骨的功效。

（史　晓）

52. 治疗骨质疏松症的中成药有哪些

临床上治疗骨质疏松症的常用中成药有仙灵骨葆胶囊、补肾壮骨丸、补肾壮骨活血胶囊、强骨胶囊、密骨胶囊、补肾壮骨冲剂、强骨宝、桂附地黄丸、大活络丸等，长期服用能稳定乃至提高中老年骨质疏松症患者的骨矿含量、骨密度水平，从而降低骨质疏松症骨折的发生。

这些药都属于处方药，服用前需要询问经治医生，对症下药才能起到最大的治疗效果，同时服药前需仔细查对禁忌证及不适宜服用人群，避免药不对症的情况发生。中成药剂型多样，患者应根据自身情况选用最合适的剂型，如胃肠道功能欠佳的患者宜选用丸散剂，服药时间安排在饭后一小时为宜。

长期服用中成药的患者也要定期去医院复查血液生化检查，以防药物不良反应发生。通过经验丰富的中医临床医生辨证论治之后开出的中药方在治疗骨质疏松症方面是有效的。

与其他疾病一样，中药服用之前需经过正规的辨证，肾阳虚者补肾壮阳，肾阴虚者补肾滋阴，肾精不足者补肾填精，脾肾两虚者健脾补肾，随症加减，千人千方，而不是千人一方。

特别提醒

服中药的同时是否需要服用钙片？该问题的答案因人而异，如果中药方里含有牡蛎等钙含量丰富的贝类，而患者本身钙缺乏程度较为轻微的话，钙剂可适当减量；如果患者钙缺乏程度较重，骨密度水平又较低，则在服用中药的同时，需要正常服用钙剂。

（史　晓）

53. 针灸、推拿能否改善骨质疏松症

答案是肯定的。骨质疏松症往往有不同程度的腰背疼痛、四肢关节疼痛，单纯的药物治疗可以延缓骨质疏松症的进程，但对于临床症状的改善有时收效甚微，因此，在治疗上也可以加入康复理疗部分，如针灸、推拿等。在辨证准确、选穴精准的前提下，传统的针灸治疗能够起到显著的治疗效果。运用滚、掌根揉、推、拇指弹拨等理筋推拿轻手法，在改善由骨质疏松症引起的疼痛的同时，对其继发性的软组织紧张痉挛也能起到很好的松解效果，改善了内环境，从而对骨钙的重新分布入骨骼提供良好的前提和基础。相关研究证实，针灸能够影响骨代谢水平，促进骨形成，减少破骨细胞形成，抑制骨吸收，改善骨强度，从而起到改善骨质疏松症的效果。

（赵咏芳）

54. 冬令进补对骨质疏松症是否有作用

作用是存在的。在冬令时节适当进补对骨质疏松症能够起到较好的防治作用。俗话说得好："冬令进补，春天打虎"，"冬藏"如今成了人们冬季进补保健的理论基础之一。进补时间大多选在立冬至次年立春前后，一般地说，对于颈、腰、腿痛及骨质疏松症等患者，通过冬季适当进补调理，可以起到事半功倍的效果。

冬令进补为什么有效？古语有云"万物皆生于春，长于夏，收于秋，藏于冬，人亦应之。"冬天，人的生理功能处于抑制、减低状态，在冬令进补，有利于把精华物质存在体内，增加机体的抗病能力，来春就可以减少疾病发生。中医认为"虚者补之"，也就是说只有体虚之人才需要进补，而骨质疏松症患者的根本病因在于肾虚，因此科学合理的冬令进补对骨质疏松症有着积极的治疗效果。此外，冬季宜谨避风寒，保养阳气，适度活动。

（赵咏芳）

钙|和|维|生|素|D|

55. 这么多钙剂，该如何选择

钙剂分为不同的剂型和种类，有粉剂、片剂、胶囊、冲剂还有溶液、针剂，我们已经被市场上销售的各种钙剂搞得眼花缭乱，不知该如何选择。其实，选择什么剂型并没有特别的限制，但是如果你合并有消化道疾病，尤其是吞咽片剂或胶囊有困难，那么粉剂或溶液可能是更好的选择。

钙剂又分为无机钙和有机钙，这也是困扰大家的一个问题，该选用哪一种钙呢？碳酸钙、醋酸钙、柠檬酸钙等，会造成便秘吗？会形成结石吗？其实，无机钙（如碳酸钙）和有机钙（如葡萄糖酸钙、乳酸钙、枸橼酸钙）的区别就在于有机钙胃肠吸收比较好，不容易引起消化道反应，对于有胃肠道疾病或不适的患者来说是首选。从另一方面来说，无机钙的含钙量要比有机钙高，有更好的补钙效果。下表为临床上常用钙剂的元素钙含量，供大家参考。

（张兰玲）

● 常用钙剂的钙含量（单剂量元素钙含量）

化学成分	部分商品名	元素钙含量（毫克）
碳酸钙	钙尔奇、凯思立、迪巧等	300～600
柠檬酸钙	美信钙	315
氨基酸螯合钙	乐力	250
乳酸钙	盖中盖	约 100
氯化钙	佳加钙	150
磷酸氢钙	维丁钙	44～250
氧化钙	活性钙、钙力保	25～125
L-门冬酸钙	钙金、神钙饮	60～150
L-苏糖酸钙	巨能钙	25～250
葡萄糖酸钙		30
动物骨粉	壮骨粉等	不定

—— 专家简介 ——

张兰玲

张兰玲,副教授,医学硕士,海军军医大学附属长海医院风湿免疫科副主任医师。

上海市免疫学会风湿免疫专业委员会委员、上海市医学会骨质疏松专科分会青年委员会副主任委员、中国医师协会风湿免疫科医师分会青年委员会委员、上海市中西医结合学会风湿病专业委员会青年委员。

擅长骨质疏松症、类风湿关节炎、系统性红斑狼疮及痛风的临床诊治与基础研究。

56. 什么时候服用钙剂最好

一般认为最好在饭后口服钙剂,以餐后 1 小时左右服用最佳,依据是饭后是胃酸分泌最充分的时候,而钙剂的吸收需要酸性环境。即使是胃酸缺乏的患者,餐后服用钙剂也能达到正常的钙吸收。但是,最近也有证据提示,碳酸钙在进餐时服用吸收比较好,而枸橼酸钙在空腹状态下吸收良好,这对胃酸缺乏的患者尤其重要。至于时间段上,以晚餐后服用钙剂是人体补钙的最佳时间。这是因为按正常的激素分泌调节作用,人体在晚间 12 点以后至凌晨时期内,血钙最低,这时钙剂的吸收率最高,利用最好。

另外,服用钙剂时注意不要与含草酸的食物同食,如菠菜、雪菜、苋菜、空心菜、竹笋、洋葱、茭白、毛豆等都含有大量草酸,草酸容易与钙元素结合而影响吸收。补钙期间最好先将这些蔬菜放到热水中烫一下再食用,或在食用了这些蔬菜后 3～4 个小时再服用钙制品。

(张兰玲)

57. 补钙会容易得结石吗

一般地说,关于高膳食钙会增加肾结石风险的担心是多余的,美国哈佛医学院曾进行过一项大规模的前瞻性调查,研究了 45 619 例年龄在 40～75 岁,既往无肾结石病史的正常男性,共随访 4 年,评估食物摄入钙在肾结石形成中的作用。结果发现,钙摄入量与发生肾结石的风险呈负相关,而动物蛋白摄入则与肾结石形成风险呈正相关。另一项对 9 173 名女性连续 12 年的调查也表明,高钙饮食者比低钙饮食者患肾结石的可能性减少了 35%。

传统观念怀疑肾结石是补钙太多引起的,现代研究证明结石不是因为钙摄入太多,主要与体内钙代谢失衡有关,造成了不正常的"钙搬家"而导致。据研究报道,补钙可降低肾结石发生的危险,预防肾结石并不是要从食物中减少钙的摄入,与此相反,食物中摄取足量的钙可减少肠道中草酸等物质的吸收,有助于预防肾结石的发生。所以,肾结石与摄钙无关,充足补钙者患肾结石的发病率仅为最少补钙者的一半。这是因为在饮食中钙和肠道草酸结合成草酸钙,不被人体吸收而由粪便排出,尿中的草酸含量降低,形成肾结石的机会减少。

总之,对补钙与肾结石的风险问题需把握两点:一是合适的钙摄入不仅不会导致结石的发生,而且还可能减少患结石的概率;二是钙和维生素 D 的过量负荷摄入可能会引起血钙不稳定(高钙血症)和肾结石发生的风险。

(张兰玲)

58. 补钙会加重骨质增生吗

所谓骨质增生是骨关节退行性改变的一种表现,是机体长期负荷活动后导致的代偿反应,如同机器零件老化一样,它是人体衰老的自然现象。由于构成关节的软骨、椎间盘、韧带等软组织变性、退化,继而导致关节边缘形成骨刺出现相应症状的一种疾病。临床上分为多种,其中以膝关节、腰椎、颈椎等负重关节为主。

老年人常因肥胖、关节负荷过度、外伤导致骨关节炎的发生,同时必须强调的是 50 岁以上的老年人,尤其是绝经期女性,因体内激素水平的变化,导致甲状旁腺素分泌增加,破骨细胞处于活跃状态致骨吸收增加,极易引起骨质疏松症。继而机体代偿性分泌降钙素促进成骨细胞活性,加速新骨形成,后者远不能替代机体大量流失的"陈骨"。最终在骨骼的关键部位沉积导致肥大性关节病变,即骨关节炎(骨质增生)的发生。因此,对于老年人来说,骨关节炎和骨质疏松症常相伴而行。也有人比喻两者的关系,即锤子砸木桩后,木头被砸扁,上下边缘向外刺出,边缘变得粗糙。

补钙对于骨质疏松症的患者是基础治疗,并不会加重骨关节炎,骨关节炎患者同样需要补钙。通过补钙增加钙吸收,可以刺激血钙的自稳系统,抑制甲状旁腺素过量分泌，有助于骨稳态。

（张兰玲）

59. 钙片吃多了会引起骨脆性增加吗

钙是人体必需的矿物质元素，人体不能自身合成，只能从外界摄取。

钙片吃多了会有哪些危害呢？过量补钙、重复补钙，不仅没有益处，反而可能会造成慢性中毒。补钙过量的主要症状是身体浮肿、多汗、厌食、恶心、便秘、消化不良。大量钙蓄积在血液中会给肾脏带来过大的负担，引起肾结石甚至肾功能不全。钙还可能沉积在其他组织器官，若沉积在关节处便会引起关节疼痛，沉积在肌肉里便会形成坚硬结节，沉积在眼角膜周边将影响视力，沉积在心脏瓣膜上将影响心脏功能，沉积在血管壁上将加重血管硬化等。

补钙并非越多越好，不要盲目听信广告宣传。补钙需要在专科医生的指导下，在日常生活中调整自己的生活方式和饮食习惯，也要定期检测血钙，才能避免不合理补钙引起的伤害。

骨骼由骨基质和骨矿质组成。骨基质的主要成分（90％左右）为胶原，这些胶原相互交织形成立体构架，就像钢筋混凝土块中的钢筋网络一样。而骨矿质主要成分是羟基磷灰石结晶（钙磷比例为 10：6）和无定形的胶体磷酸钙，它们沿着胶原有秩序地沉积下来，就像水泥和砂石构成的混凝土填充钢筋网络构架一样。这样就形成了一种"结实"的有形体"骨"。

所以，虽然钙是骨骼的基本成分之一，但钙在骨骼中并非无序地堆积在一起，钙被吸收入血中后还需要在多种因素的作用下与其他物质相结合才能沉积到骨头中。多吃钙剂并不会引起骨的脆性增加的。

（赵东宝）

60. 补钙会引起血管钙化吗

血管钙化又称营养障碍性钙化，是骨形成的另一种形式，是异位的骨形成，是在动脉血管壁上形成了骨骼样的物质，其危害是造成血管动脉硬化、血管狭窄，极易导致心肌梗死和卒中。血管钙化发生于大动脉和中动脉管壁的内膜和中膜，即血管内膜钙化和血管中层钙化。血管钙化的中心环节是血管平滑肌细胞向成骨样细胞的转化,血管平滑肌细胞在炎性因子诱导条件下可转变为具有合成和分泌功能的成骨细胞。成骨细胞的诱导以及抑制钙化的有关因子缺失都可导致动脉钙化。

钙剂摄入人体后有两种不同的沉积途径,一是沉积到正确的部位,比如骨骼和牙齿;二是沉积到错误的部位,比如动脉血管、心脏瓣膜和关节软骨。动脉的钙化过程包括主动和被动钙化两种。被动钙化与血液内的钙磷浓度有关。生理环境下,钙磷浓度处于平衡状态,体内存在很多抑制钙化、钙磷沉积的蛋白质,阻止自发性钙化的形成。

为了明确补钙是否与动脉硬化相关,2012 年后有几项大规模的临床研究。结果显示,女性朋友发生冠心病、心肌梗死、动脉粥样硬化的概率和死亡的风险与不服钙剂的对照组相比,并没有显著增加。后续的研究显示,补钙的方法与心血管病的发生无关,补钙并没有加重颈动脉粥样硬化的程度。

(赵东宝)

61. 骨质疏松症为什么要补充维生素 D,靠饮食获取可以吗

骨折是骨质疏松症最严重的后果,治疗骨质疏松症的最终目的是预防骨折。很多人一提到预防骨质疏松和骨折就想到补钙,却不知钙能否被吸收。骨骼形成和生长代谢需要钙,足量的钙摄入对正常骨骼发育是必要的。

维生素 D 起什么作用呢? 维生素 D 不仅可以促进肠钙的吸收,而且还可以促进肾脏对钙的重吸收,从而减少钙的流失,促进钙的利用,也就是帮助人体对钙的吸收,还可增加肌力、提高神经肌肉协调性以防跌倒,这是维生素 D 对防治骨质疏松症的意义所在。

维生素 D 并非只能从食物中摄入,而是可以通过紫外线照射皮肤后合成。中老年人血清维生素 D 水平常明显低下,这在日照较少的地区和季节里尤为突出。因此,骨质疏松症的患者在补钙的同时也要补充维生素 D,这是中老年人预防和治疗骨质疏松症的必备基础。在中国人的饮食结构中,富含维生素 D 的食物极少,靠食物获取的维生素 D 不足以被人体利用,必须通过其他途径如光照等补充维生素 D,中老年人还得口服一定的活性维生素 D 来补充,以便达到人体所必需的量。

(万　伟)

62. 如何选择普通维生素 D 和活性维生素 D

目前市售的维生素 D 制剂有普通维生素 D 以及活性维生素 D 及其类似物 [1-α 羟基维生素 D 和 1,25 双羟维生素 D],并无 25(OH)D 制剂出售。骨化三醇是维生素 D 的活性形式,服药 2 小时后达到作用高峰,血浆半衰期 4～6 小时。由于活性维生素 D 与受体的亲和力极强,经外源性过量补充后有发生高钙血症和高尿钙的风险,目前推荐慢性肾脏病 4～5 期、透析或肾小球滤过率 ≤ 30 毫升/(1.73 米^2·分)的患者使用。阿法骨化醇是人工合成的维生素 D 类似物,它仅需通过肝脏或成骨细胞的 25-羟化酶作用即可转化为 1,25(OH)$_2$D,半衰期 17.6 小时。相对于骨化三醇,不易引起高钙血症、高磷血症等不良反应,适合于肾功能衰竭而肝功能正常的患者。

一般地说,0.25～0.5 微克/天的 1,25(OH)$_2$D 或 0.25～1.0 微克/天的 1-α 羟基维生素 D 可用于高龄、高跌倒风险伴有肝肾功能不全的患者;儿童可使用普通维生素 D、鱼肝油,慎用 1-α 羟基维生素 D、1,25 双羟基维生素 D;孕妇及哺乳期妇女用药与儿童相似。维生素 D 与其他药物合用时应该注意药物之间的相互影响。例如联合使用钙剂,有发生高钙血症的危险;联合使用洋地黄制剂,有发生心律失常的危险。若出现使用维生素 D 造成的不良反应,首先应当停药,再对症治疗。

维生素 D 在促进钙的吸收方面起着很大的作用,所以补充维生素 D 来增加机体钙的含量是十分必要的,但在补充维生素 D 的同时需密切监测血钙和尿钙的浓度,以保证钙的含量在适当的范围内。同时,人体获取维生素 D 最主要的办法是经阳光照射皮肤自身产生,因此如果通过足够的户外运动等方式,体内维生素 D 就已达标的话,不需要额外补充维生素 D。

(万　伟)

63. 活性维生素 D 是怎样治疗骨质疏松症的

骨质疏松症的治疗应强调有效提高骨骼对钙元素的摄取、利用能力,仅通过口服单纯补钙,是无法纠正骨骼对钙元素的利用障碍的。维生素 D 与钙的联合应用有助于消除高钙所致的部分不良反应,人体内钙的平衡可以通过低剂量的活性维生素 D 补充而保持,活性维生素 D 不仅是钙被机体吸收的载体,而且钙只有在活性维生素 D 的作用下方能被骨骼利用,减少骨质疏松症所致的骨折发生率。

活性维生素 D 是维生素 D 活性代谢产物,进入循环的维生素 D 先在肝脏被 25-羟化酶羟化为 25-羟基维生素 D[25(OH)D],然后在肾脏和外周组织被 1-α羟化酶进一步羟化成 1,25(OH)$_2$D(1,25 双羟维生素 D),即活性维生素 D,其与维生素 D 受体(VDR)结合后发挥生理功能。

1,25(OH)$_2$D 与肠上皮细胞的维生素 D 受体结合后可增加钙结合蛋白的合成与活性,促进肠道内钙离子向上皮细胞内转运,即实现钙从肠道的吸收。维生素 D 在骨的吸收形成代谢过程中起双向作用,在缺乏 1,25(OH)$_2$D 时,骨的典型改变有骨吸收增加、骨形成减少、骨基质产生减少、骨矿化减少及骨的机械稳定性受损。活性维生素 D 代谢产物通过增加肠钙吸收,提高血钙水平,间接地抑制甲状旁腺激素。

(万　伟)

64. 维生素 D 与心血管疾病有关系吗

维生素 D 不足或者缺乏常常伴有各种慢性疾病,特别是与心血管疾病风险关系密切的慢性疾病,如高血压、肥胖、动脉粥样硬化等。1,25(OH)$_2$D 通过与其特定的受体结合而产生生物活性。维生素 D 受体主要分布在骨骼组织、肠上皮细胞、肾近曲小管上皮细胞、骨骼肌细胞以及多种器官组织,并主要集中在细胞核内。

维生素 D 水平也与肥胖、高血压、血脂异常、胰岛素抵抗和糖代谢紊乱有联系,这也是心血管事件的高危因素,充足的维生素 D 可以降低心血管事件的风险。在高血压、高血脂、糖尿病和周围血管病的人群,维生素 D 缺乏显著增加。没有危险因素而有严重维生素 D 缺乏的人群更容易发生糖尿病、高血压、肥胖等疾病。

维生素 D 的缺乏可以导致胰岛素抵抗、糖耐受不良、脂代谢紊乱、甲状腺激素升高、低度炎症反应等。临床试验也显示维生素 D 的缺乏能导致心血管疾病危险因素的发生,但是具体机制仍不清楚。因此,维生素 D 水平与心血管疾病有明确的关系,而且关系较为紧密。无论有无骨质疏松症,都应尽可能补充维生素 D。

(万　伟)

65. 治疗骨质疏松症如何合理补充钙剂和维生素 D

补充足够的元素钙和维生素 D 是治疗骨质疏松症的基本需要。各国对绝经后妇女和老年人的钙和维生素 D 的补充都显得较为积极,并呈一定程度的增加趋势。

我们对大多数绝经后骨质疏松症患者建议的摄入量:元素钙为 1 000 毫克/天(含饮食钙和补充钙的总量),维生素 D 为 800 单位/天;对于高龄的老人(大于65 岁)为减少骨折和跌跤的风险,推荐采用剂量略高的维生素 D(至少为1 000单位/天)和元素钙。

考虑到药物的不良反应,所以钙的总摄入量(膳食钙加钙补充剂)应不超过2 000 毫克/天。而对于维生素 D 剂量的安全上限,2010 年美国医学研究所将上限限定为 4 000 单位/天,警惕太多补钙有危险,过量摄入(＞2 000 毫克/天)增加患肾结石或心血管疾病的风险。骨化三醇(1,25(OH)$_2$D$_3$)是维生素 D 的活性形式。它常常可引起高钙血症和高钙尿症,故需要密切监测并调整钙摄取量和骨化三醇的药物剂量。在维生素 D 处方开具前,医生应咨询患者可能正在口服的其他膳食补充剂(其中一些含维生素 D)。因过多的维生素 D,特别是联合口服钙补充剂,会导致高钙血症、高尿钙症和肾结石的风险。

(赵东宝)

66. 儿童和老年人该如何补钙和维生素 D

不同年龄阶段、不同生理状况对钙的需求量并不一样。如在生长发育期、妊娠期,新骨的形成过程明显快于旧骨的吸收,骨骼需要更多的钙盐,人体对钙的需求量增加。又如在绝经的早期、老年阶段等,骨转换加速,维生素 D 等激素水平下降以及消化道功能的减弱,使得对钙的需求量也会增加。

婴儿及儿童母乳喂养时期,钙的需求由母乳保证。母乳每日供给钙量的范围在 250～300 毫克,其钙吸收率达 55％～60％。如果以牛奶代替母乳,则每日钙需求量在 500 毫克以上。一般地说,对于正常吃奶的孩子仅需补充维生素 D就可以了,不需要额外补钙;如果已经确认缺钙,需要补充的话,也要与维生素 D同时补充,钙剂的种类没有严格要求,最好采取液体、滴剂等剂型的钙剂。

对于老年人，应鼓励增加高钙食物的摄取，目标每天 1 000～1 200 毫克钙，理想情况下，75%的钙摄取量应来自于乳制品；富含维生素 D 的食物摄入也应该鼓励，宜每天 200～400 单位维生素 D。由于老年人普遍膳食摄取不足以及日光照射不充分，需要额外补充活性维生素 D 制剂和钙。

（高　洁）

激|素|替|代|治|疗|

67. 骨质疏松症与更年期有关系吗

　　骨质疏松症可以发生在各种年龄的患者,男女均可患此病。但是绝经后女性的发生率占主导地位,也就是说骨质疏松症与更年期有关。究竟是什么关系呢? 我们先来了解一下女性骨质的情况。妇女 35 岁左右骨量达到了一生最高峰时期,以后开始逐渐下降。进入更年期后,女性的骨质随着体内雌激素水平的下降会快速流失,随着绝经时间的增加患骨质疏松症的机会亦上升:有 25% 的围绝经期的妇女患病;到了 60~70 岁时妇女患病率为 1/3;≥80 岁的妇女发病率为 2/3;50 岁以上的妇女中 30%~50% 有过一次或一次以上的椎体骨折现象。上述的所有现象表明,骨质疏松症的发生与女性更年期密切相关,是因为更年期出现的主要原因——雌激素水平下降,因此可以肯定雌激素水平的下降是更年期妇女发生骨质疏松症的主要原因。

(陶敏芳)

68. 吃雌激素可以治疗骨质疏松症吗

　　雌激素是女性体内重要的成分,对维护女性健康发育、生育功能的保持至关重要。同时,也是骨健康的重要因素。雌激素是骨吸收抑制剂,可直接调节骨代谢,延缓和减少绝经后的骨丢失,缓解骨关节痛,降低骨折的发生率,同时可以改善其他更年期症状,提高绝经后妇女的生活质量。雌激素水平的下降是更年期妇女发生骨质疏松症的主要原因,绝经后妇女及早补充雌激素可以延缓骨量的流失,防止和减少骨折的发生,还可以增加机体对钙的吸收。因此,雌激素是治疗绝经后骨质疏松症的重要手段。

(陶敏芳)

69. 什么时候开始吃雌激素比较安全

　　雌激素是女性健康发育、生育功能保持的重要成分。女性绝经后雌激素水平下降,补充雌激素目的是改善绝经问题,包括治疗绝经症状、降低心血管疾病风险、改善骨密度和降低骨折的发生率等。是药三分毒,"吃雌激素也有风险",这一直是女性接受雌激素治疗最大的担忧。事实上降低绝经后雌激素治疗风险最关键的是开始服用的时间,即称为"窗口期",指女性在绝经后10年内、年龄在60岁以内是开始服用雌激素的时间。国际和中国多个绝经雌激素治疗指南都指出:绝经雌激素治疗的安全性主要取决于年龄和绝经的时间。60岁以下的健康女性不应过分担心雌激素的安全性。女性在围绝经期开始雌激素治疗,可有效预防骨质疏松性骨折和冠状动脉疾病,并且使全因死亡率下降。也就是说,在窗口期开始使用雌激素是安全性的。在降低风险方面还必须提示的是,治疗前要了解是否有隐匿性的乳腺癌等雌激素相关性疾病的存在,因为乳腺癌是雌激素治疗的禁忌证。建议在治疗前一定要行乳腺癌筛查。

雌激素治疗在选择药品上应该遵循一个原则,即雌激素选择低剂量的天然产品;孕激素选择天然或接近天然的孕激素产品,能够保护子宫内膜又不增加乳腺癌的发生风险。雌激素治疗是个性化的,如果患者年龄较轻,希望有月经,那么我们采用的是周期序贯治疗,即服用10～14天雌激素和10～14天雌激素加孕激素,然后停药等待月经来潮,再进入下一个周期。如果年龄较大,不希望来月经则可以连续服药4周,停或不停一周后,再下一个周期。目前市场用于绝经后雌激素治疗的药品较多,凡经国家食品药品监督管理总局批准的产品都可在医生指导下使用,具体选择应视个体情况而定。

特别提醒

雌激素、孕激素不是我们平时所说的皮质激素,皮质激素容易导致发胖,雌激素是性激素,是维持女性生理功能的激素,不会增加体重或长胡须等,雌激素甚至可减轻体重。对于无心血管风险的妇女来说,只要在绝经早期使用激素补充治疗,心血管的获益大于风险。

(陶敏芳)

70. 吃雌激素治疗骨质疏松症还需要补充钙片吗

钙片是骨质疏松症治疗中的基本。绝经后女性选择雌激素作为绝经后骨质疏松症的治疗方案时,适当补充钙是必要的。专家推荐,绝经后女性每日的钙的摄入量为1 000～1 500毫克。由于雌激素可以增加绝经后妇女的骨量,绝经后妇女使用雌激素治疗时每天的钙的补充量由1 500毫克降至1 000毫克,因为雌激素能更好地促进钙的吸收与保留钙。目前市场上钙片很多,价格也差别很大并不是越贵的越好。理想的钙剂应具备的三大条件:含有高数量和高质量的纯钙;钙片能够被充分溶解;服用后易被吸收、利用。在日常生活中多食用一些含钙较高的食品也是有帮助的,这些食品包括鱼、虾、虾皮、海带等海产品;牛奶、乳制品、鸡蛋、豆类、精杂粮、芝麻、瓜子、绿叶蔬菜等。另外,良好的生活方式也是很重要的,如不吸烟、不饮酒、少喝咖啡、浓茶及含碳酸饮料,少吃糖及食盐等。

(陶敏芳)

71. 绝经女性什么时候需要检查骨密度

绝经是女性患骨质疏松症的高风险因素,尤其是早绝经和/或手术绝经的妇女。因此绝经后了解骨健康状态是有必要的。临床上有两个步骤了解骨健康状况:

(1) 风险人群筛查,目的是找出可能患骨质疏松症的高危人群,然后做骨密度检查,以确定是否患骨质疏松症。从经济学的角度看,也可以节约低风险人群的骨密度检测成本。

(2) 骨密度测定,主要是用于诊断。有多种测定方法。其中,双能X线骨密度检测是目前国际学术界公认的骨质疏松症诊断的金标准。

关于绝经后女性什么时候行骨密度测定,不同的指南也存在一定的差异。由于骨质疏松症是一种可防可治的疾病,因此绝经后妇女及时做一个骨密度检查非常有必要。可了解绝经时的骨密度,为以后的预防提供基线,及早发现骨质疏松症,并予以及时治疗,预防骨折的发生。

(陶敏芳)

72. 没有围绝经期的表现,为了保护骨质,可以吃雌激素吗

围绝经期从月经周期发生变化、变化时间超过7天、出现两次时开始算起,此时卵巢功能开始衰退,雌、孕激素的生成开始减少,多数女性会合并有潮热、盗汗、心悸、失眠、阴道干涩等症状。但是,不是所有人都有此类症状,那么没有症状的围绝经期女性,是不是说她的激素水平还是够的? 她会不会出现骨量减少

或者骨质疏松症呢？她需要吃雌激素来防治骨质疏松症吗？

事实上，的确有些人不出现更年期综合征的表现，或者症状不是很明显，这可能与主观感觉的差异，或对低激素水平的耐受性有关。不过，我们知道随着围绝经期的开始，无论是否存在更年期综合征的表现，都意味着雌、孕激素生成减少，所以骨量丢失的加速是不可阻挡的，都可能导致最后出现骨质疏松症。所以，以雌、孕激素的补充治疗来防治骨质疏松症，理论上是可行的。

但是，由于雌、孕激素可能存在增加血管栓塞和乳腺癌发生率等风险，对于更年期综合征表现不是很明显的女性，我们不主张以雌激素来防治骨质疏松症。这些女性可以选择其他减少骨破坏、增加骨形成的药物，没有癌症的风险，患者也易于接受。

特别提醒

更年期综合征不明显的女性，可以选择非激素类的防治骨质疏松症药物。

（李　斌）

—— 专家简介 ——

李　斌

李斌，主任医师，医学博士，博士生导师，复旦大学附属妇产科医院副院长。

上海市医学会妇产科分会绝经学组副组长，上海市医学会骨质疏松专科分会委员、中国性学会性医学专业委员会委员。

擅长妇科常见病、多发病的诊断和治疗，特别是卵巢早衰、更年期综合征相关疾病、不孕症、癌前病变、妇科肿瘤等，以及应用微创技术治疗妇科疾病。

73. 绝经 10 多年了，还能吃雌激素防治骨质疏松症吗

有一些女性，绝经 10 多年，60 多岁，还有潮热、盗汗或是阴道干涩等更年期综合征的表现。但是她从未用过激素补充治疗，现在来寻求激素补充，想着既可解决更年期综合征的问题，又可以防治骨质疏松症。

但是，我们不主张这个时候补充雌激素，虽然可能可以两全其美，却可能带

来心血管系统的严重不良反应。我们知道,雌激素对心血管系统有保护性作用。当雌激素刚开始减少时就补上,可以让这个保护作用一直持续存在。如果绝经很长时间,雌激素的保护作用已经消失了,血管内的粥样斑块开始形成,再开始使用雌激素,那么反而容易使得斑块脱落,形成血栓,增加冠心病、卒中和血管栓塞性疾病的发生。

因此,要在绝经 10 年之内或者 60 岁以下的"窗口期"就开始使用激素治疗。简单地说,要么不用,要用请尽早,晚了再用,风险更大。对于超过"窗口期"的女性,不推荐首选雌激素用于治疗更年期综合征和骨质疏松症。

特 别 提 醒

绝经 10 年后或 60 岁以上的女性,不推荐首选雌激素防治更年期综合征和骨质疏松症。

（邹世恩）

复|查|及|疗|效|判|断

74. 骨质疏松症患者为何需要定期复查

　　骨质疏松症是需要长期治疗的慢性疾病。定期就医复查不仅有助于评估药物疗效、处理药物的不良反应、发现悄悄发生的骨折（如脊柱的压缩性骨折），而且可以对那些已经发生骨折的患者进行支持治疗，促进其身体机能恢复。

　　目前常用的疗效监测与评估内容包括双能 X 线进行骨密度检测、骨转换生化标志物的监测、肝肾功能、血钙、血磷及 24 小时尿钙等生化指标，随访不良反应、是否规范服药、评估骨折风险和新发生骨折，然后医师对这些数据进行综合评估，判断药物疗效及不良反应，制定后续治疗方案。

（高艳虹）

—— 专家简介 ——

高艳虹

　　高艳虹，医学博士，博士生导师，上海交通大学医学院附属新华医院老年医学科主任医师。

　　中华医学会全科医学专业委员会青年委员、上海市医学会骨质疏松专科分会委员。

　　擅长老年人常见内科疾病的诊疗，尤其是骨质疏松症和糖尿病的诊治。

75. 为什么骨质疏松症需长期治疗

　　骨质疏松症是慢性疾病，与高血压、糖尿病等慢性疾病一样需要长期治疗。目前治疗骨质疏松症常用药物的药理机制决定了其药效的出现是需要一定周期的。即使是应用正确的骨质疏松症治疗药物，也需持续治疗。最重要的是，治疗骨质疏松症的根本目标是提高患者的骨强度，降低骨折风险，而不是简单治疗疼痛症状和已经出现的骨折，这就决定了治疗骨质疏松症是一个长期持续的过程。

定期进行双能 X 线骨密度检测是目前最常用的疗效监测方法。治疗开始后可6～12个月检测 1 次骨密度,在骨密度达到稳定后可以适当延长间隔,如 2 年监测 1 次。

（高艳虹）

76. 哪些因素可能导致治疗效果欠佳，甚至骨密度下降

给药方法不正确、未遵照医嘱按时服药、药物服用不规范、经常漏服或者少服、胃肠吸收障碍、钙和维生素 D 摄入不足,都有可能导致治疗效果欠佳甚至下降。如果排除上述原因,就要分析是否存在以下可能：合并有其他内分泌疾病（甲亢、肢端肥大症、库欣综合征、甲状旁腺功能亢进症等）,其他代谢性骨病（低磷骨软化症）,因其他疾病而服用影响骨代谢的药物（如服用糖皮质激素或因乳腺癌或前列腺癌进行内分泌治疗等）,恶性肿瘤（多发性骨髓瘤等）或者肿瘤骨转移等。

（高艳虹）

77. 如何更早知道抗骨质疏松症药物是否起效

抗骨质疏松症药物治疗可以提高骨密度并且降低骨质疏松性骨折的风险。药物治疗开始后,骨密度的变化通常需要治疗一年后才可观察到。如何在治疗的早期就能了解药物是否起效？骨转换生化标志物可以在药物治疗后 1～6 个月发生明显变化,通过测量其变化情况,可以了解不同药物（包括骨吸收抑制剂或骨形成促进剂）的作用效果,因此在临床实践中,我们通过对治疗前和治疗 3 个月后骨转换生化标志物的变化进行分析比较,由此预测疗效、增强患者对药物治疗的认同和依从。

（庞小芬）

—— 专家简介 ——

庞小芬

庞小芬,硕士生导师,上海交通大学医学院附属瑞金医院老年病科主任医

师,瑞金医院卢湾分院老年病科主任。

中国保健医学会骨质疏松分会副主任委员、上海市老年学会骨质疏松分会副主任委员、上海市医学会骨质疏松专科分会委员。

擅长老年骨质疏松症、骨关节炎,及老年糖尿病、高脂血症、高尿酸血症等老年代谢性疾病的诊治。

78. 骨质疏松症治疗期间又发生骨折就是治疗失败吗

骨质疏松性骨折发生的原因非常复杂,不能简单地把骨折发生和治疗失败等同起来。抗骨质疏松症药物治疗能降低骨折风险,但并不等同于杜绝骨折。因此治疗中发生新发骨折的患者,应该认识到不治疗则骨折的风险更大,可能更早发生骨折或多次骨折。一旦发生骨折,应当首先评估患者是否按照医嘱进行治疗,明确是否存在继发性骨丢失的因素,排除其他代谢性骨病及其他药物或疾病的影响。

(庞小芬)

79. 骨密度监测需要在同一家医院做吗

骨密度随访不仅最好在同一家医院,而且最好使用同一台机器、由同一位技术人员进行检测。扫描条件等与以前的保持一致,这样才有可比性,才能真实地反映治疗的疗效。同时必须考虑骨密度测量的最小有意义变化值(LSC),不能仅仅根据微弱的、没有超过 LSC 的变化率,就简单地作出临床治疗无效的判断。因此,还是需要请经验丰富的骨质疏松症医生来进行解读骨密度报告,这样有助于避免误判。

(庞小芬)

80. 骨质疏松症治疗停药后还需要定期评估吗

骨质疏松症治疗停药期间仍然需要进行定期规律的随访,监测新发骨折的发生和骨密度变化。停药1～2年后需要进行再评估,评估内容包括:临床风险因素(年龄、身高、新发骨折和其他新的风险因素),双能 X 线骨密度检测,胸腰椎正侧位摄片(观察椎体形态),了解身高缩减情况等。依据评估结果,判断是否重新开始治疗。

(庞小芬)

骨|质|疏|松|性|骨|折|的|处|理|和|康|复|

81. 骨折患者术后怎么做康复训练

骨折术后的康复训练一般可分为三期进行。

（1）康复训练的早期，即伤后1~2周，此时伤肢肿胀、疼痛、骨折断端不稳定，容易再移位。因比，此期功能锻炼的主要目的是促进患肢的血液循环，以利消肿和稳定骨折。康复训练的主要形式是伤肢肌肉的等长收缩，即在关节不动的前提下，肌肉做有节奏的静力收缩和放松，即我们平时所说的绷劲和松劲，通过肌肉的等长收缩可以预防肌肉萎缩或粘连。此期的康复训练，原则上除了骨折处上下关节不运动外，身体的其他部位均应进行正常的活动。

（2）康复训练的中期，即伤后2周至骨折的临床愈合，此期伤肢肿胀逐渐消退，疼痛减轻，骨折断端有纤维连接，并逐渐形成骨痂，骨折处日趋稳定。此期除继续做伤肢的肌肉收缩训练外，可在康复治疗师的帮助下，逐渐恢复骨折近端、远端未固定的关节的活动和骨折处上下关节的活动，并逐渐由被动活动转为主动活动，以防邻近关节的关节活动度下降。在病情允许时，应尽早起床进行全身活动。此外，可配合理疗以达到消肿、化瘀并促进骨痂形成的目的。

伤后5~6周，骨折有足够的骨痂形成，可进一步扩大活动的范围和力量，由一个关节到多个关节逐渐增加主动的关节屈伸活动，防止肌肉萎缩，避免关节僵硬。累及关节面的骨折，常遗留较显著的关节功能障碍，因此，最好于固定2周左右就开始关节面不负重的主动运动，运动后再予以固定。这样，通过关节软骨面间的互相挤压和磨擦，可促进关节软骨的修复，并使其有较好的塑形，同时，可以防止关节内粘连形成。

（3）康复训练的后期，已达到临床愈合或已经去除外固定，此时骨性骨痂已形成，X线检查已显影，骨骼有了一定的支撑力，但大多存在邻近关节的关节活动度下降、肌肉萎缩等功能障碍。此期康复的目的是恢复受累关节的关节活动度、增强肌肉的力量，使肢体功能恢复。康复训练主要形式是伤肢关节的主动活动和负重练习,使各关节迅速恢复正常活动范围和肢体的正常力量。恢复期进行康复的同时,可配合理疗及步态训练等。

(施慧鹏)

—— 专家简介 ——
施慧鹏

施慧鹏,上海市创伤骨科临床医学中心、上海交通大学附属第六人民医院骨科副主任医师。

中华医学会骨质疏松和骨矿盐疾病分会骨与关节学组成员、上海市医学会骨质疏松专科分会委员、国际骨测量学会(ISCD)亚太区常委暨中国专家委员会委员。

擅长骨质疏松性骨折的规范化诊疗和预防,治疗各类关节周围骨折及创伤导致的并发症。

82. 骨折的现场怎么进行急救处理

骨折现场急救的目的是用简单有效的方法抢救患者生命、保护患肢,安全而迅速地转运,以便获得妥善的治疗。以下是骨折现场急救处理的几大措施。

(1) 抢救生命:如患者处在休克状态中,应以抗休克为首要任务。对有颅脑复合伤而处在昏迷中的患者,应注意保证呼吸道通畅。凡有可疑骨折的患者,均应按骨折处理。

(2) 创口包扎:开放性骨折创口多有出血,用纱布覆盖创面,绷带压迫包扎后即可止血。在有大血管出血时,可用止血带止血,同时应记录开始的时间。若骨折端已戳出创口,并已污染,但未压迫血管神经时,不应立即复位,以免将污染物带进创口深处,可先用无菌敷料包扎伤口,待清创术后,再行复位。若在包扎创口时骨折端已自行滑回创口内,则务必向负责医师说明。

(3) 妥善固定:是骨折急救处理时的重要措施。若备有特制的夹板,最为妥善。否则应就地取材,如树枝、木棍、木板等,都适于用作外固定。若一无所有,也可将受伤的上肢绑在胸部,将下肢同健侧一起捆绑固定。急救固定的目的在于:避免在搬运时加重软组织、血管、神经或内脏等的继发损伤;避免骨折端活动,减轻患者痛苦;便于运送。

(4) 迅速转运:患者经妥善固定后,应立即迅速送往就近医院治疗。

(施慧鹏)

83. 骨折有哪些中晚期并发症，如何预防

坠积性肺炎：骨折患者长期卧床不起，可以发生坠积性肺炎，常见于老年、体弱或患有慢性疾病的患者。应鼓励患者咳痰，及早起床活动。

压疮：截瘫或严重外伤的患者，长期卧床不起，若护理不周，骨隆起处如骶骨部、足跟部等长期受压，局部软组织发生血液供应障碍，容易形成压疮，应让患者定时翻身、按摩。

下肢深静脉血栓形成：骨折患者下肢长期制动，静脉血回流减慢，同时创伤后血液处于高凝状态，易发生血栓。临床上多见于髋部骨折和下肢人工关节置换术后。可于制动期间给予抗凝药物并及早进行手术，术后常规抗凝治疗，早期进行床上活动，防止血栓形成。

骨化性肌炎：又称为损伤性骨化，关节扭伤、脱位及关节附近的骨折，骨膜下出血，血肿机化并在关节附近的软组织内广泛骨化，影响关节活动功能。多发生于肘关节。

创伤性关节炎：关节外伤后，关节面遭到破坏或关节内骨折未解剖复位，畸形愈合后关节面不平整，关节软骨易磨损剥脱，造成创伤性关节炎。所以累及关节的骨折应采取切开复位内固定术，争取解剖复位，以防发生创伤性关节炎。

关节僵硬：患肢长时间固定或未行功能锻炼，容易使关节内外组织发生粘连，同时由于关节囊及周围肌肉的挛缩，关节活动可有不同程度的障碍，称为关节僵硬。积极手术治疗，坚强内固定，正确地进行骨折术后康复训练可以预防其发生。

急性骨萎缩：即损伤所致关节附近的痛性骨质疏松症，亦称反射性交感神经性骨营养不良。因骨折后反射性神经血管营养不良引起。常发生在手、足部位。表现为疼痛、肿胀、关节活动受限。骨折后早期患肢抬高、积极主动功能锻炼，促进肿胀消退，可以预防其发生。

缺血性骨坏死：骨折后，骨折端的血供被切断，导致其缺血性坏死。常见的有股骨颈骨折后股骨头缺血性坏死。

缺血性肌挛缩：重要动脉损伤，或外固定过紧超过一定时限，肢体血液供应不足，肢体集群因缺血而坏死，终致机化，形成瘢痕组织，逐渐挛缩而形成特有畸形，如爪形手，常为骨筋膜室综合征的严重后果。骨筋膜室综合征早发现、早期切开减压，可以预防其发生。

骨发育障碍：小儿发生骨折时，如果生长软骨的骺板遭到破坏会影响骨骼

生长,导致骨发育障碍。

（施慧鹏）

84. 外伤后怎么判断是否有骨折

外伤后是否发生骨折主要从以下三个方面来判断。

(1) 外伤史:明确发生外伤的地点、受外力性质、受力方式以及受伤部位。

(2) 症状和体征:骨折的一般表现如下:疼痛与压痛,所有骨折均有疼痛,移动患肢时加剧,触诊时,骨折有局限性压痛和轴向叩击痛;局部肿胀和淤斑;功能障碍,骨折后,肢体部分或全部丧失活动功能。以上表现不能作为诊断骨折的依据,因其也可见于软组织损伤和炎症。骨折的专有体征:畸形,由于骨折端移位,导致受伤部位失去正常形态,主要表现为缩短、成角、旋转畸形;反常活动,骨折后,在肢体没有关节的部位出现异常的活动;骨折端相互摩擦,可产生骨擦音或骨擦感。以上三种体征只要出现一种,即可诊断为骨折。

(3) 影像学检查:一般包括 X 线片和 CT,骨折患者在影像学上一般可以发现骨皮质不连续,是骨折诊断的重要指征。

（施慧鹏）

85. 怎么判断骨折是否已经愈合

骨折的临床愈合标准:骨折局部无反常活动,无压痛及纵向叩击痛。X 线平片显示骨折骨折线模糊,有连续性骨痂通过骨折线。

骨折的骨性愈合标准:具备以上骨折临床愈合的条件。X 线平片显示骨小梁通过骨折线。

（施慧鹏）

86. 如何对待"人生最后一次骨折"

"人生最后一次骨折"(骨折后由于各种原因导致患者去世),听着好吓人。这种情况是特指老年人髋部骨折,包括股骨颈骨折和股骨转子间骨折(又称为股骨粗隆间骨折),属于骨质疏松性脆性骨折,即坐跌伤等轻微暴力就会骨折。

为什么说髋部骨折容易要了老年患者的命呢? 手术风险并不是最主要原

因。手术有一定风险,但都在医护人员的控制下,不会造成死亡。保守治疗(卧床2～3月)风险反而更大。长期卧床会造成很多致命并发症。

最常见的是肺炎。卧床后痰不易咳出,骨折疼痛又影响咳痰,加上老年人体质虚弱,最后变成肺炎;手术可以让患者早点活动,痰容易咳出,肺炎就不容易发生了。最凶险的是血栓。躺在床上动得少,下肢血流慢,很容易淤积形成血栓,轻则堵塞下肢血管引起缺血或肿胀,重则栓子掉下来随血流漂到脑子(脑梗死)或肺动脉(致死性肺栓塞)。最常见的是褥疮,髋部骨折后因为疼痛不敢翻身,屁股或足跟部位皮肤易压坏,容易伴发感染。通过积极手术(目前该手术已非常成熟和简单,而且微创),术后可以早期活动下肢或下床行走,不仅降低卧床并发症和死亡率,患者还能恢复到骨折前的状态。

(魏亦兵)

—— 专家简介 ——

魏亦兵

魏亦兵,医学博士,复旦大学附属华山医院骨科副主任医师。

上海市医学会骨质疏松专科分会委员、上海市医学会运动医学专科分会委员、上海市医学会骨科专科分会关节镜学组成员。

擅长关节周围疾病的诊治,复杂人工髋膝关节置换、微创髋关节置换、股骨头坏死保髋手术等手术。

87. 骨质疏松症不同部位骨折的治疗选择有区别吗

老年人跌倒后极易发生骨质疏松性骨折(脆性骨折),最常发生的部位是桡骨远端(腕部)、肱骨近端骨折(肩部)、胸腰椎压缩性骨折(脊柱)、股骨颈和转子间骨折(髋部),这类骨折都是低能量骨折,脆性骨折本身虽然没有生命危险,但由此产生的并发症常常会致命。据统计,脆性骨折后1年,将有20%患者会因各种原因过世,终身残疾约占50%。即使可以手术治疗,患者也因年岁大、各种慢性病多,往往制约了治疗方法的选择,处理非常棘手。

人的上肢与下肢所承担的功能不同,下肢以负重为主,上肢以活动为主,因此骨折治疗的侧重点也不同。

脆性骨折若发生于上肢:疼痛程度较轻,易于复位固定,不影响行走,往往骨折都能自主愈合,愈合周期6周左右;即使有些是畸形愈合,对日常生活的影响也不大,大多可以选择保守治疗。

脆性骨折若发生于下肢:疼痛程度较重,不易于复位固定,常需长期卧床,无法下地行走,不易个人卫生护理,较多并发呼吸道、泌尿系感染,易发生褥疮;通常患者身体状况允许,建议手术治疗。股骨颈骨折一般难于自愈,应该行半髋或全髋人工关节置换术;股骨转子间骨折可以自愈,应该行复位内固定治疗。

脆性骨折若发生于胸腰椎:应根据神经症状、骨折压缩程度和疼痛程度决定治疗方案。大多可以通过卧床休养后自愈;若疼痛严重,可以行微创骨水泥椎体成型术;若压缩严重或有神经症状,可以行椎管减压内固定术。

为提高老年人的生活质量,应根据具体情况进行个性化治疗,并酌情选择治疗方案。

(高 伟)

— 专家简介 —
高 伟

高伟,上海交通大学附属第一人民医院创伤中心、创伤骨科主任医师。

中华医学会骨科学分会骨质疏松症学组和创伤学组委员,上海市医学会骨质疏松专科分会委员。

擅长严重多发损伤、应急救护,创伤、软组织感染和缺损的重建与修复治疗。

强|健|肌|肉|强|壮|骨|骼

88. 日常生活中如何预防骨质疏松性骨折

骨质疏松性骨折常发生于老年人的摔倒,是低能量损伤,许多人认为骨质疏松症就是缺钙,这是一个误区。骨质疏松症不仅是骨基质和骨矿物质的减少,而且有骨脆性增加和骨强度减弱,而易发骨折。若要避免骨质疏松症骨折,除对骨质疏松症疾病本身治疗外,预防非常重要。

(1) 选择适合自己的运动:老年人跌倒常与其协调性、反应能力、视力等多因素有关,因此,老年人平时应养成良好的生活习惯,多进行适量的身体锻炼,增加身体协调性和反应能力,既强身健体又可以多接受阳光照射,达到治疗骨质疏松症作用。一般散步、慢跑、健身操、太极拳、气功及广场舞等都能达到锻炼效果,运动以练到微微出汗、不感觉到疲劳为宜。

(2) 合理的饮食:膳食平衡、食物多样化、荤素、粗细粮搭配应用,不挑食,可以达到很好的预防和食补的治疗效果。也可以多食鱼、虾、牛奶等高钙食品。

(3) 选择正确的药物治疗:首先需要纠正一个误区,有人认为骨质疏松症就是缺钙,只需补钙就行了,这是错误的。骨质疏松症主要是钙的流失,但单纯补钙不一定会被有效吸收和利用,需要配合相应的药物治疗,药物可以是中药、中成药、西药和激素,可以到相应医院的骨质疏松症科就诊。

(4) 定期检查防患于未然:作为骨质疏松症的高危人群,定期做骨密度测定、X 线检查、实验室检查(血钙、血磷、性激素、25-羟基维生素 D、甲状旁腺素等)也很重要,能及时追踪病情的演变,并获得及时诊治。

(5) 警惕身边的隐形危险:尽量避开在不平地面或有台阶处或昏暗处行走,在家应灯光明亮、调整物品摆放布局、减少杂物摆放,掉落地上的杂物及时捡起、走道上避免铺设电线和电话线,尽可能不使用易绊人的地毯,卫生间加装扶手,使用防滑地砖,减少跌倒就可减少骨质疏松症骨折风险。

(6) 摆脱危险因子:抽烟、酗酒、咖啡因摄入过多等也是危险因素。同时,要减少老年人过多的药物服用,许多药物会影响人的精神、神志、步态、平衡、视觉而易致跌倒。老年人应按医嘱服药,忌随意用药、同时服用多种药物。用药后应动作温柔,预防跌倒和骨折。

（高　伟）

89. 为什么肌肉发达的人骨密度也高

　　肌肉和骨骼都属于运动系统,肌肉和骨骼共同受多种因素的调节。骨以不同形式连结在一起,构成骨骼,形成了人体的基本形态,并为肌肉提供附着。在人的大脑支配下,会产生肌肉收缩,牵拉其所附着的骨,人体就产生了运动。肌肉是骨与骨连接的纽带,与骨的生长和发育密切相关。肌肉和骨骼同时受人体内部神经内分泌和外部力的因素影响,肌肉和骨骼之间也有相互影响。有研究发现肌肉分泌的相关因子参与骨骼的调控,对骨骼的生长、发育、发展有一定的影响,骨骼所承受的肌肉力学刺激对其发育和维持有着重要的作用。骨骼系统具有调节肌肉的作用,骨分泌因子也可以调节肌肉含量和肌肉力量。成骨细胞和骨细胞的内分泌或旁分泌因子可作用于肌组织,调控肌肉发育、肌量与肌力。因此,肌肉和骨骼是有着紧密联系的。

　　经常锻炼的人,尤其是一定强度锻炼的人,肌肉量特别多,肌肉力量大,这些人骨密度也高。这主要是由于肌肉收缩对骨骼产生应力刺激,骨骼所承受的力学刺激对骨密度有重要影响。发育生物学研究提示可能存在协调肌、骨质量的分子信号网络,在循环和局部微环境中存在可偶联肌肉和骨骼生长的调节因子。骨细胞将力学刺激转换为生化信号,调节成骨细胞,使骨密度增加。因此维护肌肉健康不仅能增加肌肉量,而且还能提高骨密度。

（李慧林）

── 专家简介 ──

李慧林

　　李慧林,复旦大学附属华东医院骨质疏松科、上海老年研究所骨代谢研究室主任医师。

　　上海市医学会骨质疏松专科分会委员。

　　擅长原发性、继发性及妇科相关的骨质疏松症的临床诊治以及老年疾病骨质疏松防治与研究。

90. 肌肉的活动对骨骼有好处吗

人体活动时肌肉产生收缩,当达到一定的强度时,尤其是一定的抗阻力肌肉的活动,可以增加肌肉的力量和肌肉的数量,又可以促进骨量的增加。肌肉的活动强度大,肌肉收缩对骨骼产生应力刺激就大。在生长发育中肌肉含量与骨量密切相关,肌肉生长略快于骨骼,提示在成长期,肌肉生长会促进骨量积累。老年期肌量和骨量也呈密切正相关。骨的形态发生也依赖肌肉的收缩作用。肌肉分泌的相关因子可以调控骨骼的生长、发育、发展。有研究发现,四肢肌肉含量每增加1个标准差,骨量减少或骨质疏松症的风险下降37%。因此,肌肉活动对骨骼是有明显的好处的。

当人体肌肉活动时肌肉收缩产生牵拉,骨骼受到牵拉产生应力刺激,可通过力学作用和可能的化学作用对骨骼产生影响。协调肌肉、骨质量的分子信号网络传导,骨细胞将力学刺激转换为生化信号调节成骨细胞,促进成骨作用来增加骨密度。在神经系统调控下的肌肉质量(包括肌肉质量和肌力)是决定骨强度的重要因素。

(李慧林)

91. 骨骼有疾病会影响肌肉的功能吗

骨骼有疾病,会影响肌肉的功能。骨骼系统具有调节肌肉的作用,如成骨不全的患者表现为肌肉萎缩。成骨不全症是一种通常被称为脆骨病的遗传疾病。由于韧带和关节松弛,关节活动幅度超过正常;肌肉张力也减弱;缺乏运动而使肌肉体积缩小,导致人体变得孱弱、骨骼脆弱,从而发生更多的骨折。骨折后需要卧床休息,卧床后肌肉活动减少,活动强度不足导致肌力下降,而肌肉无力又使活动能力进一步降低,最终肌肉量和肌肉强度均下降。

强直性脊柱炎患者的早期症状有腰、髋、臀部疼痛伴有腰背部僵硬感,这些症状会影响活动,尤其腰部的活动减少,腰背肌活动减少,腰背部位肌肉量会相应减少。某些疾病状态同时累及肌肉和骨骼,如皮质醇增多症患者同时发生肌少症和骨质疏松症。糖尿病患者的代谢异常特别是糖基化终末产物的堆积,导致肌少症和骨折风险增加。慢性炎性反应如类风湿关节炎和炎性肠病,会同时引起肌少症和骨质疏松症。

(李慧林)

92. 什么叫肌肉减少症

国际肌少症工作组将肌肉减少症(简称"肌少症")定义为与增龄相关的进行性、全身肌量减少和/或肌强度下降或肌肉生理功能减退。肌少症与活动障碍、跌倒、低骨密度及代谢紊乱密切相关,是老年人生理功能逐渐减退的重要原因和表现之一。肌少症是增龄相关疾病,是环境和遗传因素共同作用的复杂疾病,多种风险因素和机制参与其发生。肌少症会增加老年人的住院率及医疗花费,严重影响老年人的生活质量,甚至缩短老年人的寿命。肌少症的诊断主要从骨骼肌质量和骨骼肌功能两方面测定。骨骼肌质量测定常用的方法有双能 X 线骨密度检测(DXA)、计算机断层摄像(CT)、磁共振(MRI),推荐 DXA。

(李慧林)

93. 肌肉减少、肌肉萎缩会影响骨骼的健康吗

骨骼肌肉系统的发育、功能及衰老是一个有机的整体。研究显示:肌肉含量与骨密度呈正相关。肌肉数量与骨密度呈同步增减变化。骨骼肌丢失可导致骨密度下降。肌肉含量下降是骨质疏松症的重要危险因素。肌力下降和肌肉功能减退可导致骨骼密质骨吸收加速、变薄,对抗剪切力、扭力和折弯力能力变弱;松质骨内的水平骨小梁数量减少,垂直骨小梁变得稀疏,骨密度越来越低。

肌肉萎缩是指横纹肌营养障碍,肌肉纤维变细甚至消失等导致的肌肉体积缩小。有神经源性肌萎缩、肌源性肌萎缩、废用性肌萎缩和其他原因性肌萎缩。肌肉营养状况除肌肉组织本身的病理变化外,更与神经系统有密切关系。脊髓疾病常导致肌肉营养不良而发生肌肉萎缩。国内有研究发现肌肉萎缩者骨密度明显降低、骨质疏松症及骨折人数增加。肌肉萎缩增加骨折风险主要与其引起骨密度降低相关,也与跌倒风险增加密切关联。因此,肌肉萎缩明显影响骨骼健康。

(李慧林)

94. 如何预防肌肉减少

肌少症意味着肌肉含量减少,是与增龄相关的疾病,是环境和遗传因素共同

作用的复杂疾病。多种风险因素和机制参与其发生和发展。增龄相关的运动能力下降是老年人肌肉量和强度丢失的主要因素。长期卧床者肌肉强度的下降要早于肌肉量的丢失,活动强度不足导致肌力下降,而肌肉无力又使活动能力进一步降低,最终肌肉量和肌肉强度均下降。

运动神经元的正常功能对肌纤维的存活是必需的,当神经肌肉功能减弱也会出现肌肉减少。研究发现老年人 70 岁以后运动神经元数量显著减少;增龄导致相关体内激素如胰岛素、雌激素、雄激素、生长激素和糖皮质激素等的变化,参与肌少症的发病;促炎性反应细胞因子、遗传因素也会影响肌肉量。

防治肌肉减少措施包括运动疗法、营养疗法和药物治疗。运动疗法是有效的手段之一,应鼓励自青少年期加强运动,以获得足够的肌量、肌力和骨量;在中老年期坚持运动,以保持肌量、肌力和骨量。老年人运动方式的选择需要因人而异,采用主动运动和被动活动、肌肉训练与康复相结合的手段,达到增加肌量和肌力、改善运动能力和平衡能力,进而减少骨折的目的。大多数老年人存在热量和蛋白质摄入不足,因此建议老年人在日常生活中要保持平衡膳食和充足营养,必要时考虑蛋白质或氨基酸营养补充治疗。补充普通维生素 D,对增加肌肉强度、预防跌倒和骨折更有意义。目前还没有以肌少症为适应证的药物。临床上治疗其他疾病的部分药物可能使肌肉获益,进而扩展用于肌少症,包括同化激素、活性维生素 D、肾上腺能受体兴奋剂、血管紧张素转换酶抑制剂和生长激素等。

(李慧林)

95. 肌肉功能和平衡能力下降会影响骨密度吗

肌肉功能对骨密度有重要影响。骨骼和肌肉系统的发育、功能及衰老是一个有机的整体。神经系统调控下的肌肉收缩的力量是决定骨量、骨强度的重要因素。骨密度下降正是肌肉骨骼系统调节失衡的结果。

人体平衡能力是指身体重心偏离稳定位置时能自发地无意识反射性活动,恢复重心稳定的能力。很多因素影响平衡能力,其中关节和肌肉功能是保持平衡功能的重要因素之一。关节和肌肉功能下降使平衡能力下降,平衡能力下降往往使患者不敢活动,怕跌倒,活动减少,加剧肌肉力量和肌肉含量下降,从而影响了骨密度。

(李慧林)

96. 如何测试肌肉功能和平衡功能

可以通过以下方法进行肌肉功能和平衡功能测试。

(1) 起立行走测试(TUG)。测定方法：受试者从普通高度的带有扶手的座椅(座位高约 48 厘米,扶手高约 68 厘米)上起身站起,开始观察并计时;以正常行走速度步行 3 米后回转、返回并再次坐下,计时结束。结果判断：受试者完成该测试所需的时间＞12 秒,判断为跌倒风险高;完成此项测试的时间≤12 秒,判断为跌倒风险低。注意事项：受试者被允许借助扶手从椅子上站起来,步行时尽可能与平常一样,行走中来自自身的辅助手段也被允许,但不允许接受来自他人的帮助。

测试前可以进行一次预试以确保受试者已经正确理解整个测试过程。正式测试只能进行一次。

(2) 站起测试(CRT)。测定方法：受试者从普通高度的椅子(座位高约 48 厘米)上站立并坐下 5 次,记录从开始站起到第 5 次坐下接触到椅子所用的时间。结果判断：如受试者不能完成 5 次起立,则记录其正确完成起立的次数,如 3/5。跌倒风险判断：受试者不能完成 5 次起立或完成此项测试时间＞10 秒,判断为跌倒风险高。完成此项测试时间≤10 秒,判断为跌倒风险低。注意事项：受试者双臂交叉于前胸,双脚自然放于地面,站立并坐下尽可能快,不允许采用手臂支撑,手臂也不能放在膝盖上。站立时保持直立,膝关节伸展应至最大高度。

测试前进行解释并演示一次。测试中充分鼓励受试者尽可能快地行动。该测试只能进行一次。

(3) 走直线步态测试(TGT)。测定方法：该测试从侧面观察姿势的情况,受试者在指定尺子上行走 8 步(尺子约 10 厘米宽、3 米长),一只脚放在另一只脚前面,两脚距离不超过 1 厘米,从直线串联式姿势开始。如果脚偏离直线超过脚的宽度,认为该步失败。如受试者可以在直线上行走 8 步,其中 6 步为正确行走,记录为 6/8。结果判断：如受试者完成此项测试结果＜8/8,判断为平衡能力差,跌倒风险高;如完成此项测试结果＝8/8,判断为跌倒风险低。

注意事项：演示之后,进行一次指导性尝试,确保受试者正确理解操作事项,然后进行三次测试,以三次测试中最佳一次成功完成的步数为结果。

(李慧林)

97. 有什么方法可以测试肌肉的健康情况

目前可以通过测试肌力、肌肉含量和肌肉功能，来反映肌肉的健康情况。常用的肌力检查法有徒手肌力检查法，等长、等张及等速肌力测定法。

(1) 徒手肌力检查法：系根据受损肌肉或肌群功能，使患者处在不同受检位置，让其做一定动作，对动作分别给予助力和阻力，以达到最大活动范围。

(2) 等长肌力测试法：在某一体位下，测试一块或者一组肌肉等长收缩时所产生的最大张力，可通过计算机对肌肉形态、骨骼及关节的模拟，计算出不同体位下的某一块或一组肌肉的等长肌力。等长肌力测试方法常用握力、捏力、背肌力测定。

(3) 等张肌力测试法：在标准姿势或体位下测定一组肌群在作等张收缩时能使关节作全幅度运动时的最大阻力。常用测试方法是运动负荷，以试举重物进行测试，测试时须对试用阻力作适当估计。若多次反复试举，易使肌肉产生疲劳，影响测试结果。

(4) 等速肌力测定法：运用等速测试仪器测定肌肉在进行等速运动时的肌力大小和肌肉功能。测定范围包括四肢大关节运动肌群及腰背肌，可提供运动功能评定、运动系统伤病的辅助诊断及疗效评价的准确指标。等速向心测试指肌肉采用向心收缩方式，即肌肉收缩时纤维缩短。等速离心测试指肌肉采用离心收缩方式，即肌肉收缩时纤维被动延长。临床常用等速向心收缩方式进行测试。

双能 X 线是目前评估肌肉数量最常用的方法，能很好地将骨骼、肌肉与脂肪区别开来。CT、MRI 对肌肉的细微改变更敏感，有很好的准确性和重复性。

肌肉功能测试有如前所述三种：起立行走测试(TUG)、站起测试(CRT)、走直线步态测试(TGT)。

(李慧林)

98. 如何增强肌肉功能来促进骨骼的健康

运动锻炼、营养、药物能增强肌肉骨骼功能，对防治骨质疏松症有重要作用。常见的方法包括慢跑、爬楼梯、踏步锻炼和走步等。有氧锻炼可在室外或室内进行，可以改善全身状况包括心肺功能、平衡能力，预防跌倒。强度可自行掌握，循序进行,适合于大多数骨质疏松症人群。阻力和力量训练适合身体状况相对较好的骨质疏松症人群,尽管其锻炼效果要显著优于其他锻炼方式,但是其强度较高,限制了部分人群的开展。多模式锻炼是各种锻炼方法的结合和有效统一,方式多种多样,可以结合自身特点展开。其他的锻炼方法如太极、体操等都有一定的益处。

可以说,各种锻炼方法对于增强肌肉功能是有益处的,要结合自身的身体状况,采取最适合的方案。维护肌肉健康不仅能增强肌力,还能减少骨量丢失,改善骨强度和人体平衡能力,降低跌倒风险,减少骨折发生。

(李慧林)

99. 预防骨质疏松症,"从小练起"效果更好吗

运动对青少年骨峰值量积累有促进作用,生活方式的不同可以影响20%～40%的成人峰值骨量。大多数对儿童和青春期少年的研究显示,锻炼可以增加全身、腰椎和髋部的骨矿含量,这些研究采用的锻炼方法包括一般的体育活动、游戏、跳舞和高强度的体育活动如弹跳、跳跃等,而青春期后的锻炼效果有所折扣。一项长达12年的随访研究显示,从儿童到青少年期体育活动可以增加10%～16%髋部骨矿含量和8%的髋部骨密度。因此,在儿童到青少年期推荐进行高强度的锻炼以增强峰值骨量。预防骨质疏松症,儿童和青少年时期体育锻炼效果优于老年时期。

(李慧林)

放｜射｜接｜触｜与｜
骨｜健｜康｜

100. CT 检查骨密度的利与弊有哪些

定量 CT(QCT)测量技术是唯一可选择性测量骨皮质或骨松质骨矿含量的方法,此方法通过对松质骨骨矿含量的测定,可以敏感地反映出骨丢失的程度并对治疗效果作出准确的评估。该方法所测量出的骨密度是三维的体积骨密度,提高了骨密度测量的敏感度和准确度。但检查所致的辐射剂量较大,为 25～360 微希,为双能 X 线骨密度检查法的 30～50 倍,检查费用也比较高,不利于临床常规使用。

因此,应根据临床实际需要选择接受诊断性医疗照射,并尽量使用其他无损伤性诊断方法(如 B 超)或受照剂量更小的方法。除非确有必要,应尽量避免出于非医学因素,如就业、法律诉讼或健康保险,而接受诊断性医疗照射。

(朱国英)

101. 如何防治肿瘤放疗相关的骨丢失

癌症与骨健康密切相关。除了肿瘤骨转移时出现的骨骼相关事件,癌症治疗也可引起骨丢失,导致非肿瘤性骨疼痛、骨萎缩和易于发生骨折。由于癌症治疗后骨丢失及骨折常表现为难愈合或不愈合,可导致较高的死亡率和致残率,在极端情况下还可能由于骨骼损伤的不可修复而使患者完全丧失活动能力,严重影响患者的生存质量。

放疗是癌症治疗的一种有效和不可缺少的方法,超过 50% 癌症患者在疾病某阶段需采用单独放疗,或与化疗、手术等联合放疗。治疗靶区及周围正常组织包括骨骼同样也会吸收电离辐射,放疗后骨丢失已成为限制临床实施有效治疗剂量和影响患者生存质量及预后的一个重要因素。

对于肿瘤放疗相关骨丢失,应早期确认癌症治疗相关的高危人群,有计划地开展随访,充分预防,以保持骨健康。患者可在医生指导下合理使用合成代谢促进药物甲状旁腺激素,或抗骨吸收药物双膦酸盐,并合理补充维生素 D 和钙,防治放疗相关骨丢失及骨折。

(朱国英)

102. 肿瘤骨转移放射性核素治疗的注意点是什么

恶性肿瘤发生骨转移后,可导致顽固性骨疼痛、功能障碍及病理性骨折等一系列临床表现。目前,放疗是最常用的姑息治疗方法,能有效控制骨转移肿瘤病灶并有助于缓解疼痛,但是,当出现多发性和广泛性骨转移时放疗的应用价值十分有限。骨转移癌还可采用外科手术、激素疗法、化学药物治疗、放射性药物治疗及中药治疗等,其中,放射性药物内照射治疗和粒子植入治疗是近年来发展较快的一种新方法,临床上用于治疗转移性骨肿瘤伴骨痛的疗效较好,已得到了广泛应用和肯定。

但是,对于肿瘤骨转移患者采用放射性核素治疗时,应严格控制适应证,并加强对药物购入交接、患者服药及服药后的管理。对于接受放射性药物治疗的患者,应在其体内放射性核素活度降至一定水平后才能出院;应加强管理以防止发生潜在的事故性医疗照射,例如,防止粒子植入剂量与处方剂量不符、放射性药物量发放错误等导致的不良后果。尤其是需注意对怀孕和哺乳妇女的放射防护与管理,除非有明显的临床指征,怀孕或可能怀孕的妇女应避免服用放射性药物;哺乳期妇女服用放射性药物后,应暂时停止哺乳至放射性药物经乳汁排出的量不会再影响婴儿为止。

(朱国英)

103. 生活中的放射性物质对骨代谢有什么影响与关系

日常生活中人类无时无刻不在接触放射性,包括天然和人工放射性。天然放射性包括宇宙射线、宇生放射性核素和地壳存在的天然放射性核素(铀、钍及其衰变产物镭、氡等),其中,宇宙射线随海拔增加而增加,宇航员、飞机空乘人员等接受的剂量要明显高于地面人群。此外,我们还会受到来自人工放射性的照射,主要来源于大气层核试验、核能生产和核技术应用、核事故等,而医疗照射是最主要的人工照射来源。

所谓医疗照射,是指因疾病诊断和治疗目的或各种健康查体的需要,接受含电离辐射的医学诊断或治疗中所受到照射。医疗照射尤其是肿瘤放疗后患者出现的骨丢失及其病理性骨折已成为肿瘤幸存者的严重并发症。而在放射诊断检查时,频繁使用 CT 检查可能导致的骨丢失也已引起广泛关注,而因诊断或治疗目的服用放射性核素后可致蓄积器官受到照射。近年来发展迅猛的介入放射学也是医疗照射的重要来源,一次血管成形术和冠状动脉造影术患者平均有效剂量为 7～22 毫希,对单个患者甚至可高达 140 毫希。因此,对于医疗照射者(放疗患者、频繁 CT 检查和介入手术患者等)、放射工作人员和宇航员来说,因电离辐射引起骨丢失的潜在健康危害应引起足够关注。应正确合理地使用诊断性医疗照射,避免不必要的重复检查;严格限制对育龄妇女进行 X 线普查,如乳腺 X 线摄影等;必须优先考虑非电离辐射的检查方法,尽量以 X 线摄影代替 X 线透视检查。

(朱国英)

饮食营养与骨质疏松

104. 饮食营养与骨质疏松症之间有什么关系

饮食营养包括饮食和营养两层含义,饮食是营养的主要载体,营养是评价饮食的首要因素。饮食不规律、饮食品种单一、节食、暴饮暴食等均会导致营养失衡。营养失衡是导致各种慢性疾病发生、发展甚至死亡的重要危险因素。如长期钙摄入不足,维生素 D 缺乏,长期进食高纤维的食物及厌食、偏食的人都有可能发生骨质疏松症。

对于老年人而言,随着年龄的增长,全身性衰老改变也会影响骨质疏松症相关营养素的吸收和代谢。如皮肤变得薄弱、胶原纤维减少及皱纹增多等降低维生素 D 的自身合成;消化系统出现味蕾减少、胃动力降低、胃酸分泌减少、小肠消化吸收功能减退等,都是导致老年人食欲下降,钙、磷、铁、维生素 D 及蛋白质等骨代谢相关膳食营养素摄入和吸收不足的原因;此外肝脏和肾脏活化功能减退,导致维生素 D 的活化受阻,肠道对钙的吸收减少,从而需要更多的维生素 D。

骨质疏松症发生的饮食营养相关因素是可以有效预防的。骨质疏松症的预防还得从娃娃抓起,童年和青春期适当的饮食和有规律的体力活动可确保个体达到峰值骨量,对维护好日后骨骼健康非常重要。由于老年人膳食摄入不足,以及有限的阳光暴露,需要补充充足的钙和维生素 D。应该鼓励增加高钙食物的摄取,目标为每天 1 000 毫克钙,理想状态下钙摄取应该来自乳制品。同时鼓励摄入富含维生素 D 的食物,老人应达到每天 400～800 单位维生素 D 的摄入量,鼓励多晒太阳,增加皮肤接触阳光的面积。

（魏占英）

105. 骨质疏松症防治中饮食注意事项有哪些

饮食是钙和维生素 D 重要来源,在骨质疏松症的预防和治疗中扮演着重要角色。通过饮食补充钙质的方式多样,尽管越来越多的谷类食物和果汁强化了钙,但绝大多数钙仍由奶类食品提供。海藻类食物,如紫菜、海带等含有许多钙质。深绿色叶菜含比较丰富的钙质,需要注意的是菠菜和芦笋等因草酸含量较高,与牛奶、豆腐一起食用会影响钙的吸收。带壳的食物往往富含钙质,如虾、蟹及贝类海产品等。瓜子、杏仁、核桃、芝麻、花生等坚果也富含钙质,豆制品等都是钙的良好来源。包装食品中的钙含量可在食物的营养成分标签上找到,通常以百分比表示,可用于估计摄入量。维生素 D 除了皮肤内源性合成外,沙丁鱼、鱼油、蛋黄、肝脏、维生素 D 强化食品及其他强化食品都是维生素 D 很好的食物来源。

　　饮食不仅是钙和维生素 D 的良好来源,同时也存在许多不利于钙吸收的因素,比如膳食纤维、草酸、植酸、咖啡因、脂肪和磷酸等可能会影响钙的吸收。饮食中能够影响肾脏调节钙吸收功能的因素都可能影响机体的钙平衡,增加蛋白质和钠的摄入都能增加尿钙排泄,这些也是日常饮食中应该避免的因素。

　　此外,老年人由于味蕾数量减少,对食物的味觉感知降低,可以通过改善食物风味的方式增加食物摄入量。适当摄入优质蛋白质及富含维生素 C、维生素 K、磷、钾和镁的食物,减少盐,避免摄入高脂高糖食物、酒、咖啡、浓茶等,对骨质疏松症的预防具有重要作用。

(魏占英)

106. 就维生素 D 和钙而言,药补与食补哪个效果更好

　　对于老年人群而言,钙和维生素 D 补充是必须的,能够降低骨质疏松性骨折的风险。目前市场上关于维生素 D 和钙的补充剂种类繁多,良莠不齐。在骨质疏松症门诊中,经常会碰到患者带来各种营养补充剂进行咨询。但是,相比通过药品或者保健品方式补钙而言,食物中的钙吸收效果和营养价值更高。比如牛奶中钙和蛋白质含量都很丰富,并且钙质和乳酸结合成乳酸钙,吸收效果更佳,而牛奶中就含有许多乳酸钙。乳糖不耐受人群,可以选择硬奶酪、酸奶和加工后低乳糖食品。豆制品中除了含有丰富的钙外,还富含异黄酮,异黄酮能够降低骨量下降风险。钙在近十二指肠的酸性环境吸收最好,膳食中钙吸收率较单纯钙剂补充高,可能与食物刺激胃肠产生更多的酸也有关。

　　维生素 D 缺乏在全世界都很普遍,日光照射不足或者摄入不足均会引起维

生素 D 的不足。由于老年人维生素 D 的合成、肠道吸收和肾脏活化的能力减弱,老年人对维生素 D 的需要量增加。因此,除了增加日光对皮肤的照射和摄入富含维生素 D 的食物外,还应该摄入维生素 D 补充剂。每天 400～800 国际单位维生素 D 的摄入量对老年人而言,是廉价和安全的。

对于饮食钙摄入不能达到推荐量(800 毫克/天)或进食困难人群而言,可以采用其他钙源,如钙补充剂及处方药品等。钙的每天摄入量最好不要超过 2 000 毫克,预防结石风险,有肾结石病史者最好在医生指导下补充钙剂。钙剂与四环素、铁剂同时服用时,会影响其吸收。维生素 D 属于脂溶性维生素,在体内易蓄积,摄入过多补充剂或强化食品不排除发生维生素 D 中毒的可能。

(魏占英)

107. 地中海式饮食能降低女性骨质疏松症风险吗

答案是肯定的。地中海饮食是泛指希腊、西班牙、法国和意大利南部等处于地中海沿岸的南欧各国以蔬菜水果、鱼类、五谷杂粮、豆类和橄榄油为主的,简单健康、清淡营养的饮食风格。有研究发现地中海饮食可以减少多种慢性疾病的发生,包括骨质疏松症。近来德国维尔茨堡大学的研究者发现:长期坚持地中海饮食的女性在 16 年内发生髋骨骨折的风险降低 29％。橄榄油可有效预防与骨质疏松症有关的骨折的发生;鱼类中丰富的优质蛋白、维生素 D 和矿物质大大提高了钙元素的摄入,从而有效促进骨骼健康;水果中钾含量丰富,可降低骨的脱钙作用,减少钙流失,丰富的维生素 C 还可以促进钙的吸收,对维持骨健康有着积极的作用。另外,地中海地区大部分成年人有饮用红酒的习惯,有研究表明,适当摄入红酒也可以预防骨质流失。地中海饮食因其健康、清淡、营养而备受现代营养学家推崇,更有不少研究认为这种膳食模式能防治心血管及代谢类疾病、预防老年痴呆等。

(史　晓)

CHAPTER THREE

3

微 辞 典

一、亚洲人骨质疏松症自我筛查简表

这是一张由国际骨质疏松基金会发布的亚洲人骨质疏松症自我筛查简表，大家可以测一测自己的风险等级。

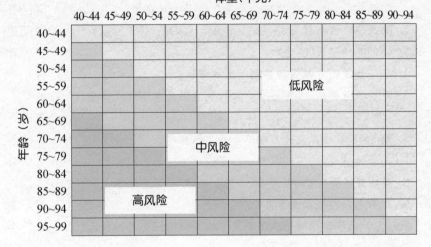

●年龄、体重与骨质疏松风险级别表

（国际骨质疏松基金会）

二、骨质疏松症风险评估问卷

19个简易问题，让您更了解自己的骨骼健康状况

您的体质风险因子——有些是无法调整的。这些风险因子与生俱来，无法改变。然而，您必须警觉，这样才会想办法采取行动来减少骨量丢失。

1. 父母曾被诊断有骨质疏松或曾在轻微跌倒后骨折？　　　　是□否□

2. 父母中一人有驼背？　　　　是□否□

3. 实际年龄超过40岁？　　　　是□否□

4. 成年后是否曾经因为摔倒而造成骨折？　　　　是□否□

5. 是否经常摔倒（去年超过一次），或者因为身体较虚弱而担心摔倒？

　　　　是□否□

6. 您40岁后的身高是否减少超过3厘米以上？　　　　是□否□

7. 是否体重过轻？（BMI值小于19）　　　　是□否□

8. 是否曾服用类固醇药片（例如可的松、泼尼松）连续超过3个月？　　　　是□否□

9. 是否患有类风湿关节炎？　　　　是□否□

10. 是否被诊断出有甲状腺或是甲状旁腺功能亢进的状况？　　　　是□否□

女性朋友请继续回答以下问题：

11. 您是否在45岁或以前便已停经？　　　　是□否□

12. 除了怀孕、更年期或切除子宫后，您是否曾停经超过12个月？　　　　是□否□

13. 您是否在50岁前切除卵巢又没有服用激素补充剂？　　　　是□否□

男性朋友请继续回答以下问题：

14. 是否曾经因雄激素过低而出现勃起功能障碍、失去性欲？　　　　是□否□

您的生活方式风险因子——这些是可以改变的。

15. 您是否每天饮用超过相当于两小杯分量的酒？　　　　是□否□

16. 有长期吸烟习惯，或曾经吸烟？　　　　是□否□

17. 每天运动量少于30分钟（包含做家事、走路、跑步等）？　　　　是□否□

18. 您是否避免食用乳制品又没有服用钙片？　　　　是□否□

19. 您每天从事户外活动时间是否少于10分钟，又没有服用维生素D补充剂？

　　　　是□否□

了解答案

　　这个测验的目的只是为提高您对骨质疏松症风险因子的认知,本测验没有经过完整的科学验证,仅供参考。

　　如果您对这些问题的任何一题回答"是",并不代表您已罹患骨质疏松症。答"是"只是表示您具有经临床研究证实的风险因子,而它们可能导致骨质疏松症及骨折。

　　请把这个风险评估的结果告知您的医师,他可能会建议您做个世界卫生组织骨折风险评估(FRAX®)测验。该测验工具可以在专业网站上查阅(需由专科医师检测)。医师也可能建议您做骨密度检查。此外,在必要时,医师也可能建议您接受骨质疏松症的治疗方案。

　　即使您没有风险因子,或只有很少数的风险因子,您也应该与医师讨论一下您的骨骼健康,并在未来监测您的风险状况。

(国际骨质疏松基金会)

三、富钙食物一览表

富钙食物

以下食物每100克含钙量超过50毫克，属"富钙"食物。

● 食物种类/每100克食物平均含钙（毫克）

干虾皮	991	马铃薯	149	鲜菜节	92	大白菜	67
鲮鱼罐头	598	青菜	149	鲜香海螺	91	鲜西兰花	67
干虾米	555	鲜海虾	146	鲜小白菜	90	鲜无花果	67
干海带	348	北豆腐	138	鲜荠菜	89	鲜菠菜	66
鲜河虾	325	鲜鲈鱼	138	鲜鳊鱼	89	蒜	65
鲜泥鳅	299	鲜毛豆	135	鲜芸豆	88	鲜芥菜头	65
鲜荠菜	294	鲜田鸡	127	腌芥菜头	87	鲜鸭蛋	62
鲜海参	285	鲜河蟹	126	鲜红心萝卜	86	鲜对虾	62
花生仁	284	鲜鸭蛋黄	123	鲜基围虾	83	橙子	56
鲜鲍鱼	266	圆心菜	123	鲜鳙鱼	82	干核桃	56
干紫菜	264	海蜇头	120	鲜鲫鱼	79	鲜长茄子	55
木耳	247	甘薯干	112	鲜小黄鱼	78	柿饼	54
雪里蕻	230	鱼片干	106	鲜江虾	78	干大枣	54
黑豆	224	蒜苗	105	腐竹	77	绿豆芽	53
鲜海蟹	208	韭菜	105	牛肉松	76	鲜大黄鱼	53
青豆	200	牛乳	104	鸡肉松	76	鲜鲢鱼	53
大豆	191	榛子	104	鲜茼蒿	73	酱黄瓜	52
鲜青苋菜	187	圆叶菠菜	102	鲜小葱	72	鲜山楂	52
芹菜	181	柠檬	101	炒葵花子	72	鲜荷兰豆	51
鲜紫苋菜	178	鲜空心菜	99	干杏仁	71	鲜鲤鱼	50
鲜海蛎肉	167	鲜白菜苔	96	鲜牛俐生菜	70	鲜鲐鱼	50
豆腐	164	鲜香椿	96	鲜甲鱼	70		
小白菜	159	鲜狗母鱼	95	鲜海鲫鱼	69		
海蜇皮	150	鲜黄姑鱼	94	鲜马兰头	67		

四、骨质疏松症常用药物

为便于读者了解和查阅,本书摘录部分临床常用骨质疏松症防治药品说明书相关内容,具体应用以医生处方和药品说明书介绍为准。

1. 阿仑膦酸钠片

商品名: 福善美。

主要成分: 阿仑膦酸钠。

功能主治: 治疗绝经后妇女骨质疏松症。治疗男性骨质疏松症。

用法用量: 每周一片。在当天第一次进食之前半小时,用白开水送服。服药后 30 分钟之内避免躺卧。

注意事项: 肾功能不全、孕妇以及哺乳期妇女不宜使用。不适用于儿童。有活动性上消化道疾病患者慎用。

2. 阿仑膦酸钠维 D_3 片

商品名: 福美加。

主要成分: 阿仑膦酸钠和维生素 D_3。

功能主治: 治疗绝经后妇女骨质疏松症。治疗男性骨质疏松症。

用法用量: 每周一片。在当天第一次进食之前半小时,用白开水送服。服药后 30 分钟之内避免躺卧。

注意事项: 肾功能不全、孕妇以及哺乳期妇女不宜使用。不适用于儿童。有活动性上消化道疾病患者慎用。

3. 阿仑膦酸钠肠溶片

商品名: 固邦。

主要成分：阿仑膦酸钠。

功能主治：治疗绝经后妇女、男性及糖皮质激素诱导的骨质疏松症。

用法用量：每次 70 毫克，每周 1 次。早上进食或饮水前半小时白开水整片送服，服用后 30 分钟内及第一次进食前避免躺卧。

注意事项：可能对上消化道黏膜产生局部刺激，有活动性上消化道疾病或近 1 年内有胃肠道病史者慎用。同时服用其他药物可能会干扰本品吸收，因此至少间隔半小时才可服用其他药物。

4. 利塞膦酸钠片

商品名：积华固松。

主要成分：利塞膦酸钠。

功能主治：本品用于治疗和预防绝经后妇女的骨质疏松症。

用法用量：口服，每周 1 次，每次 1 片。应在当日首次摄入食物前至少半小时，直立位，用 200 毫升白开水送服，服药后半小时内不得躺卧。

注意事项：不得含服或咀嚼本品，以免造成口咽部溃疡。服药后 30 分钟内不得用餐、喝饮料，或服用其他药品。如有漏服，应在记起后的早晨补服 1 片，之后仍按照其最初选择的日期计划，每周 1 次服用 1 片，但不得在同一天服用 2 片。

5. 唑来膦酸注射液

商品名：密固达、依固。

主要成分：唑来膦酸。

功能主治：用于治疗绝经后妇女的骨质疏松症；用于治疗 Paget's 病（变形性骨炎）。

用法用量：骨质疏松症静脉滴注 5 毫克，每年 1 次。Parget's 病静脉滴注 5 毫克，每年 1 次。滴注时间不得少于 15 分钟。

注意事项：本品给药前应适当补水，评估患者血肌酐水平。低钙血症患者需服用足量的钙和维生素 D。药物过敏者，低钙血症患者，肌酐清除率＜35 毫升/分的严重肾功能损害患者，妊娠和哺乳期妇女禁用。使用前应参考完整处方信息。

6. 盐酸雷洛昔芬片

商品名: 易维特、贝邦。

主要成分: 盐酸雷洛昔芬。

功能主治: 预防和治疗绝经后妇女的骨质疏松症。

用法用量: 口服,每日1次,每次1片(60毫克),在一天内任何时间均可服用,无须考虑进餐与否。

注意事项: 可能妊娠的妇女绝对禁用,患有或既往患有静脉血栓栓塞性疾病者及对药中所含的任何成分过敏者不能使用,严重肾功能减退者、原因不明的子宫出血者不能用。

7. 特立帕肽注射液

商品名: 复泰奥。

主要成分: 甲状旁腺素1-34。

功能主治: 适用于有骨折风险的绝经后妇女骨质疏松症的治疗。

用法用量: 每日皮下注射20微克于腹部或者大腿,冷藏在2~8℃环境中,冷冻后不可使用。

注意事项: 不可用于骨恶性肿瘤及伴有骨转移患者,对药物任何成分过敏者慎用,高钙血症、严重肾功能不全及不明原因碱性磷酸酶升高患者不可使用。

8. 依降钙素注射液

商品名: 益盖宁、斯迪诺。

主要成分: 依降钙素。

功能主治: 骨质疏松症及骨质疏松症引起的疼痛。

用法用量: 通常,成人以依降钙素计,1周肌内注射2次,1次1支(以依降钙素计10单位);或1周肌内注射1次,1次1支(以依降钙素计20单位);另外,应随症状适宜增减剂量或遵医嘱。

注意事项: 易出现皮疹(红斑、风疹块)等过敏性体质的患者慎用;支气管哮喘或有既往史的患者慎用。

9. 鲑鱼降钙素注射液

商品名：密盖息。

主要成分：鲑鱼降钙素。

功能主治：用于预防突然固定引起的急性骨丢失，如用于骨质疏松性骨折的患者。能明显缓解骨痛，对缓解骨质疏松性骨折骨痛有益。

用法用量：每日 50 单位或隔日 100 单位，皮下或肌内注射，最长疗程 2 个月。

注意事项：一般情况下，本品治疗前并不需要做皮试，但怀疑对降钙素过敏的患者应考虑在治疗前进行皮肤试验。

10. 骨化三醇胶丸

商品名：罗盖全、盖三淳。

主要成分：骨化三醇。

功能主治：绝经后骨质疏松症；特发性甲状旁腺功能低下；佝偻病。

用法用量：绝经后骨质疏松症：推荐剂量为每次 0.25 微克，每日 1 次。甲状旁腺功能低下和佝偻病：推荐起始剂量为每日 0.25 微克，晨服。

注意事项：不良反应与维生素 D 过量相似，如高血钙综合征或钙中毒。偶见的急性症状包括食欲减退、头痛、呕吐和便秘，慢性症状包括营养不良、感觉障碍、发热、尿多、脱水、情感淡漠、发育停止以及泌尿道感染。

11. 阿法骨化醇软胶囊/片

商品名：阿法迪三、萌格旺、立庆。

主要成分：1α 羟基维生素 D_3。

功能主治：骨质疏松症；肾性骨病；甲状旁腺功能亢进（伴有骨病者）；甲状旁腺功能减退；佝偻病和骨软化症。

用法用量：口服，每日 0.5~1 微克。

注意事项：如果在服用期间出现高血钙或高尿钙，及时调整剂量。

12. 替勃龙片

商品名: 利维爱。

主要成分: 7-甲基异炔诺酮。

功能主治: 自然绝经和手术绝经所引起的各种症状。

用法用量: 每日1片。

注意事项: 糖尿病患者、运动员慎用。长期服用,应定期进行体检,如出现不良反应则应立即停药。如有下述情况应严密观察:肾病、癫痫、三叉神经痛或有上述疾病史者;高胆固醇血症;糖代谢损伤。

13. 四烯甲萘醌软胶囊

商品名: 固力康。

主要成分: 四烯甲萘醌。

功能主治: 提高骨质疏松症患者的骨量。具有独特促成骨机制,单药或联合其他抗骨质疏松症药物使用,可提高骨密度,改善骨质量,提高骨强度,降低骨折风险,并能促进骨折愈合,缓解疼痛。

用法用量: 每日3次口服,1次1粒(15毫克);饭后半小时服用。

注意事项: 不能与华法令合用。

14. 碳酸钙 D$_3$ 片

商品名: 钙尔奇D、朗迪。

主要成分: 碳酸钙,维生素D$_3$。

功能主治: 用于妊娠、哺乳期妇女、更年期妇女、老年人等的钙补充剂,也用于防治骨质疏松症。

用法用量: 口服。每次1片,每日1~2次。

注意事项: 高钙血症及高尿酸血症禁用。

15. 骨碎补总黄酮胶囊

商品名: 强骨胶囊。

主要成分: 骨碎补总黄酮。

功能主治: 补肾,壮骨,止痛。用于肾阳虚所致的骨痿,症见骨脆易折,腰背或四肢关节疼痛,畏寒肢冷或抽筋,下肢无力,夜尿频多;原发性骨质疏松症,骨量减少见上述证候者。

用法用量: 饭后用温开水送服。1次1粒,每日3次,3个月为一个疗程。

注意事项: 偶见苦干便秘,一般不影响继续治疗。

16. 仙灵骨葆胶囊

商品名: 仙灵骨葆胶囊。

主要成分: 淫羊藿、续断、丹参、知母、补骨脂、地黄。

功能主治: 滋补肝肾,接骨续筋,强身健骨。用于骨质疏松症和骨质疏松性骨折、骨关节炎、骨无菌性坏死等。

用法用量: 口服。1次3粒,每日2次;4～6周为一疗程;或遵医嘱。

注意事项: 有肝病史或肝生化指标异常者应慎用,并在必要时定期监测肝生化指标。

17. 金天格胶囊

商品名: 金天格胶囊。

主要成分: 人工虎骨粉。

功能主治: 具有健骨作用。用于腰背疼痛,腰膝酸软,下肢痿弱,步履艰难等症状的改善。

用法用量: 口服。每次3粒,每日3次。一疗程3个月。

注意事项: 服药期间多饮水。